U0389511

The Miracle of Life

生命的奇迹

引领健康革命的30项科技创新

汤波 著

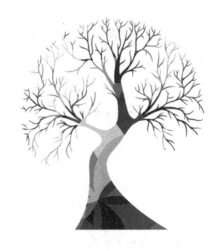

科学出版社

北京

内 容 简 介

生命科技创新正在为人类健康带来前所未有、革命性的影响。一些之前无法治愈的致命疾病得以治愈，一些原本即将陨落的生命得到延续，一些陷入绝望的患者突然有了希望，这些令人惊叹的生命奇迹都得益于生命科技创新带来的新疗法、新药物和新器官。本书正是介绍了近年广受关注的对人类健康具有重大影响的 30 项生命科技创新成果。笔者希望，那些正在经受病痛折磨的患者及家属可从本书的案例中获得启发和鼓舞，那些热心科学传播的创作者能有所参考和借鉴，那些关注科技创新的读者能对生命科技研究更感兴趣。

本书适合科学工作者、科学创作者，以及对生命科技研究感兴趣的大众读者阅读和参考。

图书在版编目（CIP）数据

生命的奇迹：引领健康革命的 30 项科技创新 / 汤波著. —北京：科学出版社，2021.8
ISBN 978-7-03-069265-8

Ⅰ.①生… Ⅱ.①汤… Ⅲ.①医药学-科技成果-汇编 Ⅳ.①R

中国版本图书馆 CIP 数据核字（2021）第 133436 号

责任编辑：张 莉 张 楠 / 责任校对：贾伟娟
责任印制：李 彤 / 封面设计：有道文化

科学出版社 出版
北京东黄城根北街 16 号
邮政编码：100717
http://www.sciencep.com

北京虎彩文化传播有限公司 印刷
科学出版社发行 各地新华书店经销
*
2021 年 8 月第 一 版 开本：720×1000 1/16
2022 年 8 月第二次印刷 印张：12
字数：170 000

定价：48.00 元

（如有印装质量问题，我社负责调换）

我的科学传播之路

我进入科学传播这一领域，既是偶然，也是必然。

当阅读了《时间简史》之后，我不仅钦佩于理论物理学家霍金（Stephen Hawking）先生身残志坚仍然醉心科学的不屈精神，更惊叹于他用生动浅显的语言介绍深奥宇宙学知识的非凡能力。当阅读了《万物简史》之后，我不仅钦佩于英国作家比尔·布莱森（Bill Bryson）能将如此纷繁复杂的几乎所有人类科技知识熔于一炉，更惊叹于科学史竟然可以写得如此"八卦"，如此妙趣横生。当阅读了《"天"生与"人"生：生殖与克隆》之后，我不仅钦佩于生物学家杨焕明院士在基因组研究方面取得卓越成就之际仍然热心科普创作，更惊叹于科普作品也可以展开丰富的想象。除了这三本科普图书，我开始有意识地寻找其他各种科普图书来阅读。一次次的阅读，一次次的启发，让我似乎偶然窥见"科学传播"的光芒，也使我渐渐有了跃跃欲试的"心动"。

　　真正让"心动"转化为"行动"的，与我所从事的研究工作有关。我本人一直从事生物技术研究工作。近年来，基因工程技术、基因编辑技术、干细胞技术、基因治疗技术等前沿生命科技不断产生重大新发现和新成果，一次次突破人们对生命的认知局限，又一次次为人类健康带来巨大的希望。面对每项生命科学的新发现和新进展，我不仅感到激动和兴奋，更为科学家的奇思妙想和敢为天下先的创新精神所折服。由于公众对基因工程等前沿生命科技缺乏了解，容易产生误解，网络上也经常出现一些针对前沿生命科技的非理性、不公正的评价，我逐渐萌生并坚定了通过科普写作来向公众特别是青少年介绍这些前沿生命科技成果的想法，希望消除一些人的误解，更希望激发一些青少年对生命科技的兴趣，进而将来能有更多的青少年投身于生命科技的创新研究中去。心动不如行动，我从 2015 年底开始行动，着手构思和写作科普文章。

　　由于工作原因，我经常撰写学术论文、项目申请书等文字材料，也经常参与中国工程院、科学技术部和农业农村部等政府机构的战略研究与科技规划报告的撰写，算是有一定文字功底。我刚开始觉得科普写作只是"小儿科"，但是当我真正开始写科普文章的时候，突然发现科普创作并不比写学术论文、战略研究报告等材料来得轻松。因为科普作品一来要求科学知识准确，二来要求通俗易懂，三来要求生动有趣，这对科普作者提出了很高的要求，特别是后两个要求。要写出高质量的科普文章，需要作者对前沿科技研究论文进行反复研读，同时还要结合大家耳熟能详的故事和热点事件，将这些前沿科技成果浅显易懂地介绍给公众，并引发读者的关注和阅读兴趣。

　　如何才能提升自己的写作技能呢？我的做法是广泛地阅读，既要阅读一些经典的科普名著，如《时间简史》《万物简史》《"天生"与"人"生：生殖与克隆》《细菌世界历险记》等，也要认真阅读一些写作教程类的书籍。市面上很少有专门针对科普写作的图书，但是不同题材的写作技巧是可借鉴的。科普其实也是讲故事，我曾经阅读了《〈华尔街日报〉是如何讲故事的》等很多优秀的非虚构文学写作书籍，并且反复阅读，力争将一些写作技法烂熟于心，受益良多。

接下来就是写作实践了，当然写作实践也不能毫无章法、漫无目的。

第一要考虑为谁写，即写作对象。弄清楚科普写作的目标读者非常重要，必须做到有的放矢。要考虑不同读者人群的阅读偏好、知识储备和认知能力等问题，然后根据目标读者来确定写作内容、写作重点以及语言风格。比如我最开始只是希望能为可正常交流的网友答疑解惑，后来我更希望能让更多的青少年对生命科学感兴趣，因此目标读者更多地偏向青少年。我在写作时会想象着与我自己的孩子在说话和交流，围绕青少年来组织内容和语言，再将这些文章投给《科学画报》《我们爱科学》《科学24小时》等青少年科普杂志去发表。

第二要考虑写什么，即写作范围。我认为最好选择自己所熟悉的某个领域入手，熟练之后再扩展到其他领域。比如我比较熟悉基因工程动物领域，我写的第一篇科普短文就是关于基因工程蚊子的，随后连续写了十多篇基因工程动物的科普文章，逐渐得到了编辑和读者的认可，之后我才把写作范围拓展到农业、生物医学等领域，当然大多与生命科学有关。我观察大多数科普作家都是主要专注于自己熟悉的领域，当然有少数科普作家似乎可以驾驭任何领域的内容，不过也是在熟悉了某个领域之后。

第三要考虑如何写，即写作技巧。最重要的是要根据不同目标读者确定不同的写作思路和语言风格。有时候出现热点科技新闻时，我经常会接到多家媒体同时约稿，这时候我会根据不同的读者确定所写文章的知识重点和语言风格。比如2020年上半年关于新型冠状病毒疫苗（简称新冠疫苗）的话题，我曾接到《我们爱科学》、《科学24小时》和"科学辟谣平台"公众号等媒体的约稿，而这三家媒体的主要读者群分别为小学生、中学生和成年人。在《疫苗，快把病毒消灭掉》一文中，面对小学生读者，我以一位父亲与女儿的对话开始，引出疫苗的话题，介绍疫苗研发过程，语言尽量浅显易懂和生动有趣。在《疫苗是如何研发出来的》一文中，面对中学生读者，我重点介绍了疫苗的研发历史以及各种新冠疫苗的研发进展，将历史故事与最新研究进展有机结合，让文章兼具故事性和科学性。在《这些抗新型冠状病毒药物靠谱吗？》一文中，面对成年读者，我重点介绍了新冠疫苗的研发现状和进展，并做出趋势预测，语言偏理性严肃。要灵活安排文章结构。一般科普文章采取三段式结构，可以列出小标题。新闻性比较强的科普文章可以采取倒金字塔结构，即最新的、最重要的内容放在前面，次要的、解释性的内容放在中间，补充性、拓展性的内容放在后面，我2016～2020年在《南方周末》发表的70多篇文章大多采用这种结构。没有新闻时效性的科普文章，可以根据科学事件发展的自然顺序来组织结构，一般先介绍为什么会发生，然后介绍发生了什么，最后介绍产生了什么后果以及会有什么影响，等等。要围绕新闻热点来进行科普创作。新型冠状病毒肺炎疫情暴发期间，大多数人都比较关注疫情进展，并积极撰写病毒、疫苗等相关科普文章。一些科学新闻本身就是热点，比如体细胞克隆猴、基因编辑婴儿等科学新闻事件引起国内外媒体的广泛关注，这时候就可以根据这些新闻热点撰写科普文章，介绍体细胞克隆技术和基因编辑技术等科学知识。

第四要考虑如何传播，即传播平台。写好文章后，自然要争取能发表出来，让更多的读者看到，因此选择合适的传播平台非常重要。目前全国有上百家以科普为主题的杂志，比如中国科普作家协会每年评选出50本杂志列入中国优秀科普期刊目录，包括《我们爱科学》《博物》《知识就是力量》《科学画报》《科学世界》等。除了《科普日报》，《南方周末》《北京日报》等很多报纸也有科学科技版块。除了上述杂志和报纸等传统媒体外，微信公众号、微博等自媒体也成为越来越重要的科学传播平台，其影响力甚至超过一些传统纸媒，如"果壳网""科普中国""知识分子"等微信公众号。科学传播的创造者可以根据自己文章的内容选择合适的媒体。比如我在写作和投稿之前，先在网上查询了很多科普杂志的文章风格和联系方式，按照这些杂志的风格撰写好文章后，再投稿给编辑部，我最初在《科学画报》《我们爱科学》《大自然》等杂志上发表文章都是采取这种方式。当然，科学传播的写作者还可以创建自媒体来发表自己的文章，与粉丝分享自己对科学问题的看法，也可以将希望传播的科学知识内容制作成音频或小视频，可能起到比科普文章更好的传播效果。

从2016年初到2020年底这5年时间里，我陆续撰写了140多篇科普短文和科技报道，发表在《科学画报》《南方周末》《我们爱科学》《北京日报》《科技日报》等杂志和报纸上，以及"果壳网""知识分子""赛先生""科学辟谣平台"等平台上。其间还出版了《动物世界奇遇记》和《探秘生命密码》两部科普图书，前者获得了2018年科学技术部全国优秀科普作品和2019年第十四届文津图书奖等荣誉。2020年，我以《动物世界奇遇记》为代表作参加了北京市职称评审，获得了科学传播正高职称——研究馆员，这是当初从事科学传播工作所没有想到的意外收获。

在这些已发表的科普文章和科技报道中，有一半以上与同人类健康息息相关的生物医学研究有关。这些研究成果已为患者创造了或正在创造生命的奇迹，帮助他们战胜了致命的疾病，有一些重大研究成果正在引领人类健康革命。为了让读者了解最近几年发生的重大医学研究进展，同时为了让准备从事科学传播写作的年轻人参考借鉴，我从最近5年公开发表的科普文章中遴选出30篇集结成书，一方面是我从事科学传播5年时间的一个总结和纪念，另一方面也希望对想了解最近医学进展的读者及准备从事科学传播的创作者有所裨益。这些文章共分为三个部分，第一部分"新疗法"共收录12篇文章，第二部分"新医药"共收录11篇文章，第三部分"新器官"共收录7篇文章。入选本书的科普文章大多发表在《南方周末》上，只有4篇发表在《科学画报》上，还有1篇发表在"赛先生"公众号上。由于时效性问题，我对收入本书的文章进行了更新和补充，均在每篇文章前做了说明，以尽量呈现给读者最新的研究进展。

尽管经过了反复修改和检查，但由于水平有限，文中难免出现不足之处，敬请读者批评指正，我将尽快对读者指出的不足进行修正。在从事科学传播的 5 年时间里，我一直受到很多师长、朋友和家人的鼓励与帮助，在此一并感谢。同时，我还要特别感谢《南方周末》编辑朱也旷、《我们爱科学》执行副编辑李伟、"果壳网"编辑要明天、"知识分子"主编李晓明和陈晓雪、《科学 24 小时》编辑王咏雪、《科学画报》编辑杨先碧、《科普时报》总编辑尹传红、科学出版社科学人文分社侯俊琳和张莉等媒体工作者的大力帮助，与他们交流，让我对科学传播工作有了新的认识和收获，也激励着我在科学传播道路上不断前行。

汤 波

2021 年 2 月于北京

第一部分　新疗法

超级 T 细胞为白血病女孩创造奇迹*

急性淋巴细胞白血病是一种威胁儿童生命的恶性肿瘤，俗称血癌。这是最常见的儿童恶性肿瘤之一，也是导致 15 岁以下儿童死亡的重要原因。不过，随着医疗技术的发展，急性淋巴细胞白血病从曾经的不治之症，变成了可治愈的疾病。通过标准的化疗、放疗、骨髓移植等治疗手段，约有 85%的患者可得到治愈。美国小女孩艾米丽·怀特海德（Emily Whitehead）的命运却有所不同。

一、幸运的白血病女孩

2010 年 5 月，来自美国宾夕法尼亚州的 5 岁小女孩艾米丽·怀特海德，被诊断患有急性淋巴细胞白血病。在接受了一年多的化疗后，艾米丽癌变的白细胞得到了控制。不幸的是，到 2011 年 10 月，艾米丽体内的白细胞又开始恶性增长，之后医生加大了化疗剂量，但是她的白血病仍然复发。正当医生计划为她进行骨髓移植之际，艾米丽体内的癌变细胞已发展到了无法控制的地步。她的医生们无计可施，他们一度认为，艾米丽的病情反复发作，用尽各种疗法都难以治愈。

---

* 本文部分内容以"基因改造免疫细胞有望治愈两种血癌"为题发表于《南方周末》。

不过，艾米丽的父母并不愿意放弃。他们在网络和医学期刊上寻找新的疗法，偶然看到一条令他们为之振奋的消息。原来，美国费城儿童医院正在尝试一种针对复发难治型急性淋巴细胞白血病的新疗法，正在为即将开展的临床试验招募志愿者。艾米丽一家赶忙前往费城儿童医院肿瘤中心，请求加入这种全新疗法的临床试验。

这种新疗法是由宾夕法尼亚大学的卡尔·朱恩（Carl June）教授等人发明的，学名叫嵌合抗原受体 T 细胞（CAR-T）疗法。

先认识一下 T 细胞。T 细胞即胸腺依赖淋巴细胞，是人体免疫系统的重要免疫细胞，负责识别、杀死细菌和病毒等"入侵者"以及肿瘤细胞等"叛徒"，这主要得益于 T 细胞表面具有识别某些细胞抗原的特异受体。不过，癌变的淋巴细胞等大多数肿瘤细胞的基因发生变异后，其细胞表面抗原也发生了改变，往往能逃脱 T 细胞的"围剿"。科学家对患者自身的 T 细胞进行基因改造，使其能特异地识别、锚定和击杀肿瘤细胞，这正在创造急性淋巴细胞白血病等血液肿瘤治疗的奇迹。

该疗法是先将患者的自身 T 细胞取出，通过基因工程技术，对患者的 T 细胞进行改造，在其表面合成两种额外的抗原受体。一种负责识别肿瘤细胞，另一种负责协助 T 细胞攻击肿瘤细胞。这两种蛋白即为嵌合抗原受体，而这种经过基因改造的 T 细胞摇身一变，成为具有特殊功能的"超级" T 细胞。接下来，科学家在实验室内大量培养这种超级 T 细胞，再将其注射回患者体内。大量的 CAR-T 在新的抗体蛋白引导下，能准确找到并杀死肿瘤细胞，从而达到治疗甚至根治肿瘤的目的。

不同癌症细胞具有不同的表面抗原，需要设计的嵌合抗原受体也有所不同。这也是众多研究机构和制药企业开发出各自 CAR-T 疗法的基础。不同于普通药物，这种 CAR-T 疗法最关键的是来自患者自身、经过基因改造的 T 细胞，因此也被称为"活细胞药物"。

当时，在瑞士诺华制药公司的资助下，朱恩教授正在费城儿童医院开展 CAR-T 疗法的 I 期临床试验。在艾米丽父母的坚持下，经过医生们的严格评估，艾米丽成为第一个接受 CAR-T 治疗的儿童患者。2012 年 4 月，医生开始给艾米丽注射 CAR-T 细胞，起初她出现了严重的不良反应，生命垂危，住进了重症监护室，医生们一度以为艾米丽在劫难逃。在注射一些辅助药物之后，艾米丽顽强地挺了过来，仅仅一个月后，奇迹出现了，艾米丽体内的肿瘤细胞不见踪影，多年过去，艾米丽的白血病仍然没有复发，这堪称白血病治疗史上的一个奇迹。

不过，艾米丽并非唯一的幸运儿。

二、血癌患者的福音

20 世纪 90 年代初，以色列魏茨曼科学研究所的齐利格·伊萨哈（Zelig Eshhar）等首次证明通过基因工程技术改造 T 细胞表面的抗原受体，能使其特异识别并杀死肿瘤细胞，即嵌合抗原受体 T 细胞疗法。

不过，伊萨哈等开发的第一代 CAR-T 疗法主要用于治疗卵巢癌等实体瘤，效果并不理想。2010 年，美国国家癌症研究所研究人员利用新的 CAR-T 疗法成功治愈了一名晚期滤泡性淋巴瘤患者。该患者 2002 年被确诊患有滤泡性淋巴瘤，到 2008 年先后进行了化疗、疫苗接种、抗体治疗等多种治疗，病情却持续恶化。该患者从 2009 年 5 月开始接受 CAR-T 细胞注射治疗，病情迅速好转，11 天后即出院，9 周后血液中病变的 B 细胞被完全清除。不久，该患者竟然能开始从事全日制工作。之后，各国研究人员将 CAR-T 疗法的主要适应证转向急性淋巴细胞白血病、非霍奇金淋巴瘤等血液肿瘤。

2012 年 4 月开始，在瑞士诺华制药公司的资助下，美国宾夕法尼亚大学的卡尔·朱恩教授团队开发了一种新的 CAR-T 疗法，商品名为凯姆里亚（Kymriah）。朱恩教授团队利用该疗法治疗难治型或复发型急性淋巴细胞白血病，取得不错的疗效。

在艾米丽康复的鼓舞下，瑞士诺华制药公司和宾夕法尼亚大学继续开展了 CAR-T 疗法的 II 期和 III 期临床试验，奇迹继续上演。一项临床试验结果显示，75 名患者接受了治疗，有 81%的患者在治疗 3 个月后病情得到缓解，治疗 1 年之后，总生存率可达 73%。对于传统治疗方案，青少年患者同期总体生存率仅为 10%左右，可见 CAR-T 疗法取得了显著的进步。

2017 年 8 月 30 日，美国食品药品监督管理局对 CAR-T 疗法开启了快速审批程序，历史性地批准了凯姆里亚用于治疗 25 岁以下的难治型或复发型 B 细胞急性淋巴细胞白血病患者，凯姆里亚也成为第一个被美国食品药品监督管理局正式批准的 CAR-T 产品。

另一家 CAR-T 疗法研发巨头美国凯特医药公司不甘示弱，其开发的 CAR-T 产品耶斯卡塔（Yescarta）在治疗难治型或复发型非霍奇金淋巴瘤，特别是弥漫性大 B 细胞淋巴瘤方面也取得不俗的成绩。非霍奇金淋巴瘤是一大类恶性淋巴瘤的总称，患者数量约占全球恶性肿瘤患者的 5%。近年来该病的发病率有所提高，如美国每年新增 7 万以上非霍奇金淋巴瘤病例，其中弥漫性大 B 细胞淋巴瘤患者人数约占患非霍奇金淋巴瘤患者的 1/3。美国凯特医药公司公布的临床试验结果显示，经耶斯卡塔治疗的 101 名患者中，总体反应率为 72%，完全缓解率为 51%。

2017 年 10 月 18 日，美国食品药品监督管理局批准了美国凯特医药公司生产的耶斯卡塔用于成人难治型或易反复的弥漫性大 B 细胞淋巴瘤治疗，成为第一个获准治疗非霍奇金淋巴瘤的 CAR-T 产品，也是第二例获准上市的 CAR-T 产品。在不到两个月的时间里，美国食品药品监督管理局相继批准了两种治疗难治型血液癌症的 CAR-T 细胞疗法，有望迎来基因改造免疫细胞治愈癌症的新时代。

三、风险和价格也需考虑

除了上述两种血液肿瘤，目前 CAR-T 疗法还被用于多发性骨髓瘤、卵巢癌、乳腺癌、肺癌、成神经细胞瘤等多种癌症，有望开启基因改造免疫细胞治愈癌症的新时代。

不过，CAR-T 疗法的风险仍然不容忽视。从瑞士诺华制药公司的凯姆里亚和美国凯特医药公司的耶斯卡塔临床试验结果来看，两种 CAR-T 产品均可能产生严重的不良反应，如细胞因子释放综合征、神经系统损伤、低血压、急性肾损伤、组织缺氧等，因此需要进一步研究加以改进，以避免或减轻这些不良反应。

更严重的是，CAR-T 疗法有可能给患者带来生命威胁。就在第一例 CAR-T 产品刚获得上市批准不到一周时间，法国塞勒柯提斯（Cellectis）生物医药公司两项 CAR-T I 期临床试验被美国食品药品监督管理局叫停，其分别用于治疗急性骨髓性白血病和树突状细胞瘤。被叫停的原因是一名 78 岁的树突状细胞瘤男性患者在接受 CAR-T 细胞注射 9 天之后，因细胞因子释放综合征（也称为"炎症风暴"）等严重不良反应而死亡。

早在 2016 年 7 月，另一家 CAR-T 领先企业美国朱诺治疗公司开发的与瑞士诺华制药公司 CAR-T 疗法类似的产品，同样被美国食品药品监督管理局叫停。该产品的适应证为成人难治型急性淋巴细胞白血病。在一项 II 期临床试验中，5 名患者注射该产品后不久因脑水肿死亡。据该公司研发人员在 2016 年第 31 届癌症免疫治疗协会年会上透露，在对其中两名死者的尸体的解剖中发现，死者的血脑屏障完全破裂，推测不同 T 细胞亚型的选择可能就是发生脑水肿的重要原因，而患者自身免疫因子水平过高也可能是原因之一。

因为这些失败案例，法国塞勒柯提斯生物医药公司和美国朱诺治疗公司已经在 CAR-T 疗法上落后于竞争对手，但是这些公司并没有完全放弃。2017 年 11 月 6 日，法国塞勒柯提斯生物医药公司通过调整治疗方案，采取减少 CAR-T 细胞及其他辅助药物的注射剂量等措施，得到美国食品药品监督管理局认可，之前的临床试验暂停禁令也随之解除。美国朱诺治疗公司也在继续开展 CAR-T 疗法的其他临床试验。一项临床试验结果显示，该公司用 CAR-T 产品治疗 49 名弥漫性大 B 细胞淋巴瘤患者，总反应率达 84%，完全缓解率为 61%，疗效甚至优于美国凯特医药公司的耶斯卡塔。

除了显著的疗效，凯姆里亚和耶斯卡塔这两种 CAR-T 产品引人注目的是产品价格，其中瑞士诺华制药公司的凯姆里亚定价为 47.5 万美元，而美国凯特医药公司的耶斯卡塔定价为 37.3 万美元。对普通家庭患者来说，这无疑是巨大的负担。不过在美国，治疗白血病等恶性肿瘤的骨髓移植第一年的收费是 54 万～80 万美元，而且之后可能还需要多次移植，而这种 CAR-T 疗法是一次性给药，见效快，因此分析人士认为该产品定价相对合理。

如此高的价格也可让研发机构和企业获得更高的利润，势必鼓励更多的医药企业加入 CAR-T 疗法的市场竞争中。值得关注的是，2017 年 8 月底，美国凯特医药公司被一家位于美国加利福尼亚的生物医药巨头吉利德（Gilead）科学公司以 120 亿美元高价收购，显示出资本市场对基因疗法前景的看好。

当然，面对这种创新疗法可能存在的不良反应，以及昂贵的价格，肿瘤患者需要保持充分的警惕，谨慎采用未经国家权威部门批准的 CAR-T 疗法，避免悲剧上演。

转基因干细胞让贫血女孩摆脱输血烦恼*

美国女孩万达·西哈纳特（Wanda Sihanath）在孩提时代被确诊患有 β-地中海贫血，每个月都需要接受一次输血治疗。2014 年，18 岁的西哈纳特接受了一种新的基因疗法，医生将来自西哈纳特自身的、经过基因改造的造血干细胞移植回她的体内，很快产生了积极效果。西哈纳特已至少 4 年不再依赖输血治疗了，而且很多接受该疗法的患者也出现类似的疗效，令人鼓舞。

一、摆脱输血治疗

β-地中海贫血是一种罕见的常染色体隐性遗传血液病，全球发病率在 1/100 000 以上，欧盟国家的发病率可达 1/10 000 以上。该病在塞浦路斯、希腊和土耳其等地中海地区发病率更高，如塞浦路斯发病率高达 14%。据估计，全球约有 1.5%的人口是 β-地中海贫血突变基因的携带者，每年约有 60 万 β-地中海贫血新生儿患者出生。根据症状轻重，β-地中海贫血可以分为重型 β-地中海贫血、中间型 β-地中海贫血和轻型 β-地中海贫血，其中重型 β-地中海贫血患者如果不及时治疗，会出现严重贫血、脾脏肿大和骨

---

* 本文首发于《南方周末》，原标题为"征服地中海贫血"，收入本书时略有改动和更新。

骼畸形等症状，严重时危及生命。据 2016 年 3 月发布的《中国地中海贫血蓝皮书》，我国重型地中海贫血和中间型地中海贫血患者在 30 万人左右，地中海贫血基因携带者超过 3000 万人。

地中海贫血的主要病因是编码血红蛋白的基因发生突变。人的血红蛋白由两条 α 链珠蛋白和两条 β 链珠蛋白聚合而成。一旦编码 β 链珠蛋白的两个基因都发生突变，将导致 β 链珠蛋白结构异常，无法正常组装血红蛋白分子，从而引发 β-地中海贫血。

目前，重型 β-地中海贫血的主要治愈手段是骨髓移植，需要找到配型一致的骨髓捐献者，一般是同胞兄弟姐妹，但是也存在移植排斥反应等问题。如果没有合格的骨髓供体，则需要终生输血治疗，患者一般需要一个月左右输血一次，长期输血治疗则可能面临输血相关铁毒性和感染等风险。

万达·西哈纳特正是重型 β-地中海贫血患者，她参与的这项基因治疗临床试验由美国蓝鸟生物（BlueBird Bio）公司发起。这是一项国际多中心的 I/II 期临床试验，包括两个独立的临床试验，一个是 2013 年 8 月启动、名为 HGB-204 的试验，共招募了 18 名年龄为 12～35 岁的患者，在全球 6 个地点进行——美国 4 个中心，澳大利亚和泰国各 1 个中心；另一个 HGB-205 试验包括 4 名患者，在巴黎内克尔儿童医院进行，旨在评估 β-地中海贫血基因治疗方案 LentiGlobin BB305 的安全性和有效性。

蓝鸟生物公司先从患者骨髓中分离出一种细胞表面含有 CD34 蛋白抗原的造血干细胞，利用一种病毒载体将正常的 β 链珠蛋白编码基因插入患者的造血干细胞中，使其能正常合成 β 链珠蛋白，在实验室筛选和培养这种基因改造过的干细胞，然后将其移植回患者体内。

这些受试的患者都是重型 β-地中海贫血患者，每年至少需要接受 8 次输血治疗，或者每年至少接受每千克体重 100 毫升红细胞的注射。在移植之前，患者均接受了化疗，这是造血干细胞移植之前的标准程序。这些造血干细胞被移植后，经过 15～42 个月的后续观察，共有 15 名患者完全摆脱输血至少 1 年以上。万达·西哈纳特便是其中之一，她已超过 4 年不再需要输血，基本达到治愈标准。另外 7 名未被完全治愈的患者年平均输血量也减少了 70%以上，而且患者对这种基因改造的干细胞移植表现出较好的耐受性，所有不良反应都与化疗相关，没有出现与干细胞移植相关的严重不良反应。

这是基因治疗领域又一项重大突破，研究结果也发表在国际著名医学期刊《新英格兰医学杂志》（*The New England Journal of Medicine*，*NEJM*）上。该期刊还专门配发了由哈佛医学院儿科教授亚历山德拉·比菲（Alessandra Biffi）博士撰写的评论文章，她写道：这种潜在的治愈性疗法以及其他 β-地中海贫血基因疗法的大规模可行性研究和成本管理，为基因治疗界带来了令人兴奋的挑战。

二、推进临床试验

不过，这只是早期临床试验结果，受试患者的观察期并不长，而且前期的临床试验只是针对年龄在 12～35 岁的患者，而很多患者在 12 岁之前就已经被确诊。

好在蓝鸟生物公司已经启动了该基因疗法的两项Ⅲ期临床试验，分别于 2016 年 7 月和 2017 年 7 月启动，共招募 35 名依赖输血治疗的重型 β-地中海贫血患者，受试者年龄则放宽到 50 岁之内，包括儿童和成年人，预计到 2021 年结束。后续的临床试验主要考察 β-地中海贫血基因治疗方案 LentiGlobin BB305 的长期有效性，对 12 岁以下儿童和 35 岁以上成年人的安全性和有效性，以及进一步观察前期临床试验中受试患者的疗效是否可以持续及能持续多长时间。

早在 2015 年 2 月，蓝鸟生物公司获得了美国食品药品监督管理局的突破性药物地位认证，一旦该公司的 LentiGlobin BB305 临床试验获得成功，将很快得到美国食品药品监督管理局的上市批准，成为美国首个获准上市的遗传性血液病基因治疗产品。2019 年 5 月，欧洲药品质量管理局正式批准了该疗法。

不过，这一基因疗法较高的成本则是患者必须面对的。因为该疗法尚处于临床早期，评估其治疗费用还为时尚早。根据美国癌症协会的报告，目前已批准的干细胞移植治疗癌症的费用为 35 万~80 万美元。

目前通过输血治疗和排铁治疗（用药物去除输血造成血液中过多的铁），重型 β-地中海贫血患者的症状可得到有效的控制。不过，《中国地中海贫血蓝皮书》显示，传统的终身输血排铁治疗一生约需花费 480 万元人民币，约折合 75 万美元。2016 年英国的一项研究报告显示，英国重型 β-地中海贫血患者的 50 年输血治疗费用为 72 万美元，与中国所需费用接近。如果蓝鸟生物公司的 LentiGlobin BB305 能通过一次性造血干细胞移植，实现 β-地中海贫血的治愈或者大幅减少输血次数，其疗效和成本将具有较强的竞争力。

三、基因疗法崛起

其实，早在 2010 年，《自然》（Nature）期刊就报道了法国巴黎第五大学的玛丽娜·卡维扎娜-卡尔沃（Marina Cavazzana-Calvo）博士和菲利普·勒鲍奇（Philippe Leboulch）博士领导的国际团队采用相同基因疗法，成功让一名 18 岁的男性重型 β-地中海贫血患者摆脱输血治疗 3 年以上，这是第一个通过基因治疗取得良好疗效的患者。不过，由于临床样本量较少，一些专家评论说，这是一个偶然事件，该基因疗法是不可重复的。蓝鸟生物公司于是开展更大规模的临床试验，证明基因疗法有可能成为治愈重型 β-地中海贫血的新希望，卡维扎娜-卡尔沃和勒鲍奇均参与了蓝鸟生物公司开展的临床试验。

除了用于治疗 β-地中海贫血之外，LentiGlobin BB305 还可以治疗镰状细胞贫血。镰状细胞贫血是基因突变引起构成血红蛋白的 β 链珠蛋白中的一个氨基酸发生改变（N 端第六个氨基酸从正常的谷氨酸变成缬氨酸），结构变异的血红蛋白因此丧失结合氧的能力，导致红细胞变成镰刀形，患者因此贫血，常有严重而剧烈的骨骼、关节和腹部疼痛的感觉，目前没有治愈方法。蓝鸟生物公司在 2019 年底召开的美国血液学会第 61 届年会上，公布了 LentiGlobin 基因治疗用于严重镰状细胞贫血的 I / II 期临床试验初步结果，3 个试验组的 26 名患者接受经过基因改造的造血干细胞移植之后，经过至少 6 个月的随访观察，大多数人体内含有 40% 以上的正常血红蛋白，也不再依赖于输血，仅有两名患者需要继续输血。研究人员希望 LentiGlobin 基因疗法能大大缓解患者的疼痛感觉以及其他症状，并能让患者的寿命更长，生活更有质量。

值得一提的是，中国、意大利和希腊等其他国家的科学家也在加快遗传性血液病的基因治疗研究。中国深圳市免疫基因治疗研究院的张隆基教授团队已开发出治疗重型 β-地中海贫血患者的基因疗法，根据其在美国临床试验数据库公布的 I / II 期临床试验方案，张隆基教授团队计划从 2017 年 12 月开始到 2020 年底结束，共招募 20 名 β-地中海贫血患者，患者年龄为 4～70 岁，以评估该基因疗法的安全性和有效性。广州南方医科大学第一临床医学院南方医院的李春富教授也正在开展类似的基因治疗临床试验。

正如前面所提到的，近两年来多项基因疗法已获准上市，基因疗法正在成为治疗一些遗传病、癌症等疾病的重要手段。

基因疗法改变"肌无力"女孩的命运*

一个叫伊芙琳·维拉里尔（Evelyn Villarreal）的美国小女孩和她的姐姐约瑟芬·维拉里尔（Josephine Villarreal）一样，都患有Ⅰ型脊髓性肌萎缩。这是一种罕见的致死性遗传病，大多数患儿活不到20个月，约瑟芬就是在15个月大时夭折的。幸运的是，伊芙琳接受了一种新的基因疗法，跨过了20个月的生死大关，健康状况和运动能力都得到显著改善。4岁半的伊芙琳身体状况似乎越来越好，能走路甚至小跳。这可是一项了不起的进展，要知道在此之前，绝大多数与伊芙琳同样的患儿，需面对完全不同的命运——要么夭折，要么终生困在轮椅上，依靠呼吸机维持生命。

一、致命遗传病

脊髓性肌萎缩是一类以脊髓前角运动神经元变性导致肌无力和肌萎缩为主的神经退行性疾病。根据发病年龄和病变程度，可将该病分为Ⅰ型、Ⅱ型、Ⅲ型和Ⅵ型。Ⅰ型脊髓性肌萎缩又称为婴儿型脊髓性肌萎缩，约占所有病例的60%以上，属于常染色体隐性遗传病，其群体发病率为1/10 000，该病是婴儿期最常见的潜在致命性遗传病之一。

---

* 本文首发于《南方周末》，原标题为"基因疗法有望治愈脊髓性肌萎缩"，收入本书时略有改动和更新。

　　Ⅰ型脊髓性肌萎缩的致病机理与运动神经元生存蛋白有关。运动神经元生存蛋白是一种在几乎所有真核生物细胞均广泛表达的、对运动神经元非常关键的蛋白质。人类细胞编码运动神经元生存蛋白的基因一般有两种形式，即 SMN1 和 SMN2，其中 SMN2 基因与 SMN1 基因绝大部分都相同，只在第 7 外显子中存在一个碱基的差异，但是这一单碱基差异导致 SMN2 基因在转录过程中信使核糖核酸（RNA）的剪接发生错误，使其合成运动神经元生存蛋白的效率只相当于 SMN1 的 10%～15%。如果 SMN1 基因正常，运动神经元生存蛋白合成将不受影响，但是一旦 SMN1 基因发生突变而无法正常合成运动神经元生存蛋白，则会导致运动神经元的相应蛋白缺乏，引发运动神经元功能丧失，进而表现出全身性骨骼肌萎缩，患儿出现四肢肌肉无力、吞咽困难及呼吸困难等症状。约有 90% 以上的患儿活不过 20 个月大，即使侥幸活过 20 个月，也必须完全依靠人工呼吸机和机械辅助设备。

　　目前，脊髓性肌萎缩的治疗手段非常有限。2016 年 12 月底，美国食品药品监督管理局批准了全球首个也是唯一治疗脊髓性肌萎缩的药物 Spinraza，该药物由美国渤健生物技术公司和伊奥尼斯制药公司联合开发。2017 年 6 月，欧盟也批准了这一新药。Spinraza 也是一种生物技术药物，为一段特异的反义寡核苷酸，用于改变 SMN2 基因信使 RNA 的剪接方式，使其行使 SMN1 基因功能，以增加细胞内运动神经元生存蛋白的合成，用于治疗 SMN1 基因突变引发的脊髓性肌萎缩。这一药物的Ⅲ期临床试验结果也于 2017 年 11 月 2 日发表在《新英格兰医学杂志》上。接受脊髓周边注射给药之后，73 名受试患者中约有一半患者不同程度地恢复了运动机能，其中 16 名患者能自主控制头部，7 名患者能翻身，6 名患者能坐住，还有 1 名患者能站起来，而对照组没有一名患者恢复。

　　这无疑是脊髓性肌萎缩治疗历史上的一项重大突破，不过该药物另一个引人注目的特点是令人咋舌的价格，而且需要终生反复给药。据《纽约时报》报道，患者第一年需注射 5～6 剂 Spinraza，费用达 62.5 万～75 万美元，之后患者每年都需注射 3 剂 Spinraza，即每年还需花费 37.5 万美元。如此高昂的治疗费用，对于中低收入家庭来说，显然是难以承受的。

二、新疗法百分百有效

好在科学家不断探索和创新，新的治疗手段很快就涌现出来。由美国国家儿童医院、俄亥俄州立大学和美国 AveXis 公司联合开发的一种基因疗法就是这样，不仅疗效可能更好，而且只需要一次注射，治疗费用也将大幅降低。

2017 年 11 月 2 日公布在《新英格兰医学杂志》的 I / II 期临床试验结果中，15 名患有 I 型脊髓性肌萎缩的婴儿接受了治疗。研究人员先在实验室制备了一种携带能编码正常运动神经元生存蛋白基因的腺相关病毒亚型 9（AAV9），然后医生将改造过的 AAV9 经静脉注射到 15 名患者体内，其中 3 名患者接受低剂量注射，12 名患者则接受了高剂量注射，高剂量组的药物注射量是低剂量组的 3 倍。

腺相关病毒是一种能感染人类和灵长类动物的小型病毒，一般没有致病性，也不会像其他病毒一样需整合到宿主基因组上，相对较为安全。腺相关病毒能够轻松侵染各种细胞，包括神经细胞，从而可将其携带的基因递送到靶细胞，因此，腺相关病毒近年来被广泛用于基因治疗研究和临床应用。

20 世纪 90 年代末，腺相关病毒就开始被用于神经缺陷的基因治疗研究，但是要将治疗性基因递送到神经细胞并不容易，特别是中枢神经系统。在之前开展的一些基因治疗临床试验中，医生们需要在患者头盖骨上开一些小孔，才能将基因治疗药物注射到脑部。对于运动神经缺陷疾病，既需要将治疗性基因递送到外周神经细胞或肌肉细胞，也需要递送到中枢神经细胞。2009 年，美国国家儿童医院的布莱恩·卡斯帕（Brian Kaspar）教授团队和一个法国研究小组分别发现通过静脉注射，AAV9 可以实现上述目标，即当 AAV9 注射剂量较高时，其携带的基因可以突破血脑屏障。不过研究人员预测，最终进入中枢神经细胞的病毒载体可能少于注射量的 1%，因此需要大幅提高病毒载体注射剂量，才能保障有足够的治疗性基因进入靶标神经细胞。

于是，美国国家儿童医院研究人员先在小鼠和猴子身上进行动物试验，确定了改造后的 AAV9 安全而有效的注射剂量，这一剂量比一般基因治疗病毒载体注射剂量高出 100 倍以上。在猴子身上取得不错的疗效后，布莱恩·卡斯帕教授发起成立的美国 AveXis 公司于 2014 年 5 月开启了这一新基因疗法的临床试验，并将这种携带正常运动神经元生存蛋白基因的 AAV9 命名为 AVXS-101。

在已公布的临床试验结果中，所有患者都表现出不同程度的改善，和伊芙琳一样，他们的生存期都超过了 20 个月，而以往 I 型脊髓性肌萎缩症临床报道的 20 个月存活率仅为 8%。在高剂量组的 12 名患儿中，有 11 名在没有辅助的情况下能坐住，9 名能翻身，11 名能正常吞咽食物和说话，更有两名能独立行走，伊芙琳正是其中之一。

据《科学》网站报道，伊芙琳生于 2014 年 12 月，出生 8 周时开始接受 AVXS-101 注射治疗。目前虽然不能快速奔跑或剧烈跳跃，但是能像健康小孩一样快走、跳舞、爬行、投掷小玩具和搬运小椅子，之前这些动作出现在一名脊髓性肌萎缩患者身上是难以想象的。伊芙琳在绘画和说话方面也表现出色，准备进入幼儿园学习。另有一位来自迈阿密的小男孩则是在出生 27 天后就接受该治疗，疗效更为显著，目前甚至能奔跑。而高剂量组的一名 6 个月大才接受治疗的患者治疗效果要比其他患者差一些，这表明越早接受这种基因治疗，疗效可能越好。其他基因治疗临床试验也显示，神经缺陷疾病治疗越早越好，因为神经细胞受损时间越长，将越难恢复。

在 15 名受试患者中，有 4 名患者出现血清转氨酶水平升高，在给予降转氨酶药物之后，其转氨酶水平很快得到了控制，并没有表现出明显的不良症状，这表明患者对 AVXS-101 具有较好的耐受性。

这一临床试验结果的确令人振奋，因此国际著名医学期刊《新英格兰医学杂志》将这一脊髓性肌萎缩治疗历史上的突破性进展作为头条新闻进行报道，同时刊发了第一个获准上市的脊髓性肌萎缩药物 Spinraza 的Ⅲ期临床试验结果，并配发了社论，将这一基因疗法与已获准上市的 Spinraza 药物相提并论，指出这些研究是针对脊髓性肌萎缩的首批现实治疗方案。

三、仍有问题需解决

这一新的基因疗法也给其他神经缺陷疾病的治疗带来了新的希望。美国临床试验网站显示，目前已有多家研究机构利用 AAV9 静脉注射开展神经元蜡样质脂褐质沉积症、沙费利波综合征、巨轴索神经病等神经缺陷疾病的临床治疗。

当然，正如《新英格兰医学杂志》社论指出的，AVXS-101 的最终疗效和安全性还需要进一步观察。有专家也对这一研究提出质疑，比如 AVXS-101 的有效性能持续多长时间，以及是否会致癌，等等，这些问题都需要在新的临床试验中加以观察和研究。

美国 AveXis 公司已于 2017 年 9 月启动 AVXS-101 的Ⅲ期临床试验，计划招募 36 名Ⅰ型脊髓性肌萎缩患者，以观察该疗法的长期安全性和有效性。不过，还没有等到这些临床试验结束，该公司就在 2018 年底向美国食品药品监督管理局递交了上市申请。半年后，美国食品药品监督管理局提前批准了这一新疗法，使其成为第二种治疗遗传性疾病的病毒载体基因疗法，也是第二种经批准的Ⅰ型脊髓性肌萎缩治疗方法。

美国 AveXis 公司还计划在芝加哥附近建设一个新工厂，以生产出满足每年 500 名新生患者剂量需求的 AVXS-101 药物。AveXis 公司将 AVXS-101 药物的最终治疗费用定为 212.5 万美元，远远高于之前媒体预测的 70 万美元。

由于目前 AVXS-101 药物只需注射一次，虽然价格依然不菲，但是相对 Spinraza 的治疗费用和疗效而言，要划算很多。当然，科学家还需继续努力，以开发出疗效更好、价格更便宜的新药或新疗法。

免疫疗法助力卡特总统战胜癌症[*]

2015年8月，医生在美国前总统吉米·卡特的肝脏中检测到了黑色素瘤，随后进行了手术切除，不过医生们很快发现肿瘤已经转移到脑部。听到这个消息，90岁的卡特以为自己活不了几周了，因为晚期黑色素瘤在前不久还属于不治之症。但幸运的是，在卡特总统确诊不到一年前，美国食品药品监督管理局批准了一种全新的抗体药物，主要适应证正是晚期黑色素瘤。经过三个月的积极治疗，肿瘤细胞竟然奇迹般地从卡特身上消失了。这是怎么回事？

一、癌症免疫疗法的兴起

这种药物正是最近几年蓬勃发展的癌症免疫疗法的一个关键组成部分。要了解这种药物，首先得从癌症免疫疗法的历史说起。

人体T细胞是识别和攻击癌症细胞的主要武器，但是它们经常受到癌症细胞的"蒙蔽"而无法正常发挥作用，任由癌症细胞疯狂生长，因此，重新激发T细胞的免疫应答是癌症治疗的研究热点。

1987年，法国研究人员皮埃尔·戈尔施泰因（Pierre Golstein）等首次

　＊　本文首发于《南方周末》（网络版），原标题为"癌症治疗的革命——2018年诺贝尔生理学或医学奖解读"，收入本书时略有改动和更新。

在小鼠免疫 T 细胞表面发现一种名为细胞毒性 T 淋巴细胞相关蛋白 4（CTLA-4）的蛋白受体，并破解了其编码基因。次年，同一研究小组将人的 CTLA-4 定位于人的 2 号染色体上。1995 年，加拿大生物学家塔克·瓦克（Tak Wak）团队和美国阿琳·夏普（Arlene Sharpe）团队分别独立将小鼠 CTLA-4 的基因破坏，使得小鼠 T 细胞过量增殖。结果，这些小鼠因免疫系统异常只能存活 3～4 周，证明 CTLA-4 是 T 细胞活化过程的负调控因子。在正常细胞中，CTLA-4 与一些激活 T 细胞功能的正调控因子相互协调，维持免疫系统的微妙平衡，因此 CTLA-4 也被称为免疫系统的"分子刹车"。

20 世纪 90 年代初，当时在加利福尼亚大学伯克利分校担任教授的詹姆斯·艾利森（James P. Allison）开始涉足 CTLA-4 的研究。大多数科学家将 CTLA-4 视为自身免疫性疾病的靶点，但是艾利森创造性地提出了癌症免疫治疗的新思路，即利用特异性的单克隆抗体结合和屏蔽 CTLA-4，减弱其负调控作用，以增强 T 细胞的抗肿瘤活性，激活这些 T 细胞来杀死肿瘤细胞，达到治疗癌症的目的。当时国际医药界肿瘤药物开发的焦点是研发能直接结合或杀死肿瘤细胞的单克隆抗体，即癌症靶向疗法。免疫疗法的关键也在于单克隆抗体，但是杀死肿瘤细胞的思路却完全不同，免疫疗法的单克隆抗体相当于 CTLA-4 抑制剂，是通过屏蔽 CTLA-4 来激活癌症患者自身免疫细胞的抗肿瘤功能，间接杀死肿瘤细胞以达到治疗癌症的目的。

1996 年，艾利森团队用小鼠实验加以验证，证明在小鼠体内抑制 CTLA-4 活性，能显著缩小小鼠肿瘤细胞的体积，这项研究成为癌症免疫疗法的基础。之后，在很多大制药公司不看好的情况下，艾利森积极推动 CTLA-4 抑制剂——伊匹单抗（Ipilimumab，商品名为 Yervoy）的临床研究，这一新药最终于 2011 年被美国食品药品监督管理局批准用于转移性黑色素瘤的治疗，成为第一个靶向 T 细胞抑制途径的新药。

二、斩获诺贝尔奖

基于艾利森的发现，科学家开始积极寻找其他靶向 T 细胞抑制途径的抗体药物，其中 PD-1/PD-L1 成为这一领域的"金矿"。

PD-1 即程序性细胞死亡蛋白-1，由日本科学家本庶佑（Tasuku Honjo）及其同事于 1992 年首次发现。本庶佑团队随后开展了一系列研究，证明 PD-1 与 CTLA-4 类似，也是免疫系统的"分子刹车"。当 PD-1 与某些特定分子结合后，能迫使免疫细胞程序性"自杀"，从而终止正在进行的免疫反应。

1999 年，美国梅奥医学中心的华人科学家陈列平博士带领团队在肿瘤细胞中发现了一种能与 PD-1 特异结合的配体 PD-L1。原来"狡猾"的肿瘤细胞早已进化出一种机制，通过 PD-L1 与 PD-1 特异结合，来抑制 T 细胞活性，即"免疫逃逸"。受到艾利森发现的启发，科学家很快发现，PD-1/PD-L1 同样是 T 细胞抑制途径的靶点，而且抗肿瘤作用更为显著，这一发现为一系列癌症抗体新药研制成功带来了希望。

鉴于詹姆斯·艾利森和本庶佑在癌症免疫治疗方面的开创性发现，瑞典卡罗琳学院在瑞典斯德哥尔摩宣布，将 2018 年诺贝尔生理学或医学奖授予两位在癌症免疫治疗领域做出突出贡献的科学家。在此之前，两位科学家已因为在癌症免疫治疗领域的贡献获得包括拉斯克-迪贝克临床医学奖在内的多项生命科学大奖，此次获得诺贝尔生理学或医学奖，可以说是实至名归。而基于这些科学家的发现所研制的抗体药物，正在癌症治疗领域发挥革命性作用。

三、引发癌症治疗革命

截至 2019 年底，全球至少有 12 个基于 CTLA-4 或 PD-1/PD-L1 的抗体新药获得药监部门批准。美国临床试验数据库数据显示，基于 CTLA-4 或 PD-1/PD-L1 的抗体新药正在开展的临床试验超过数百项，可见这一领域的研究热度之高。

伊匹单抗是最早被批准基于 CTLA-4 靶点的抗体新药。2010 年一项针对转移性黑色素瘤的Ⅲ期临床试验显示，伊匹单抗治疗组生存时间达 10 个月，比注射 gp100 多肽疫苗（即以糖蛋白 gp100 上 209～217 位肽段作为疫苗）的对照组延长三四个月，治疗组一年存活率为 46%，而对照组的一年存活率只有 25%。2018 年 4 月，美国食品药品监督管理局批准了伊匹单抗与一种基于 PD-1/PD-L1 的纳武单抗（Nivolumab，商品名 Opdivo，俗称 O 药）联合，用于治疗中、低风险的晚期肾细胞癌。另外，伊匹单抗治疗肺癌、膀胱癌等其他癌症的临床试验也正在开展当中。

相对而言，基于 PD-1/PD-L1 靶点的单抗新药研究更为活跃。截至 2019 年底，已有 10 种单抗新药获得上市批准，国际生物制药巨头默沙东公司的帕姆单抗（Pembrolizumab，英文商品名是 Keytruda，俗称 K 药）无疑是其中的明星产品。2014 年 9 月，美国食品药品监督管理局批准帕姆单抗治疗携带 *BRAF* 基因突变的晚期黑色素瘤患者；之后在不到四年的时间里，美国食品药品监督管理局又相继批准四次新的适应证，包括转移性非小细胞肺癌、晚期宫颈癌以及难治性原发性纵隔大 B 细胞淋巴瘤等。2017 年 5 月，美国食品药品监督管理局首次批准用于任何不可切除或转移性实体瘤，只要这些肿瘤患者携带 DNA 错配修复缺陷或微卫星高不稳定性状态，这也是美国食品药品监督管理局首次批准仅基于遗传突变而非基于具体组织肿瘤的新药。目前帕姆单抗治疗费用为 15 万美元（约合 100 万人民币），预计每年该单抗药物将为默沙东公司带来超过 50 亿美元的销售收入。

长期生存率是患者最为关注的抗肿瘤新药疗效指标之一。《临床肿瘤学杂志》的一份报告显示，仅到 2015 年底，已有近 2000 名转移性黑色素瘤患者接受了伊匹单抗的治疗，其中约 20% 的患者存活期超过 3 年，最长的已超过 10 年。另外该杂志上的另一篇报道显示，经过帕姆单抗治疗，40% 的晚期黑色素瘤患者长期生存率已超过 3 年。美国前总统吉米·卡特的黑色素瘤正是经过帕姆单抗治疗得以有效控制。

2015 年 8 月，医生在对卡特总统进行肝脏手术时，发现了肿瘤，进一步检测显示是黑色素瘤。这是一种常见于皮肤的肿瘤，但是也可能转移到身体的其他部位。尽管医生很快清除了卡特肝脏上的肿瘤，但不久在其脑部又检测到 4 个肿瘤块。医生对卡特进行多次放疗，并辅之以帕姆单抗治疗，3 个月后他脑部的肿瘤已基本检测不到。不过，为了防止肿瘤复发，医生对卡特进行了持续的治疗。从某种程度来说，正是艾利森和本庶佑等发明的免疫疗法使得卡特成为目前最长寿的美国总统。

目前多项临床研究结果表明，帕姆单抗在非小细胞肺癌、头部和颈部鳞状细胞癌等癌症治疗方面均能显著提高长期生存率。相对于平均存活时间仅为 11 个月的常规治疗手段，这些临床试验结果的确令人鼓舞。令中国患者高兴的是，2018 年 7 月，帕姆单抗正式获得国家市场监督管理总局上市批准。

目前，基于 CTLA-4 或 PD-1/PD-L1 的癌症免疫治疗新药正成为各个研究机构和生物制药企业的竞争焦点，除了单独用药，靶向 T 细胞抑制途径的新药与其他抗肿瘤药物的联合用药研究也得到了重点关注。此次癌症免疫疗法获得诺贝尔奖评审委员会的青睐，将进一步促进该领域的发展，或许将引发癌症治疗的革命，为人类带来治愈癌症的新希望。

干细胞疗法为"渐冻人"治疗带来希望*

2018 年 3 月 14 日，世界著名理论物理学家和宇宙学家斯蒂芬·霍金在英格兰剑桥逝世，享年 76 岁。除了在宇宙学的理论创新和科普写作上取得的杰出成就之外，霍金更让人惊叹和敬佩的是，在深受肌萎缩侧索硬化（ALS）折磨的 50 多年中，他所展现出的勇气和坚韧。最近干细胞治疗取得显著进展，为正在试图战胜肌萎缩侧索硬化的患者带来了希望。

一、长寿的秘密

1942 年 1 月 8 日，斯蒂芬·霍金生于英格兰牛津市的一个知识分子家庭。霍金在牛津大学完成本科学业之后，进入剑桥大学攻读博士学位。正当他踌躇满志之时，21 岁的霍金被医生诊断患有肌萎缩侧索硬化。

这无疑是一个晴天霹雳。美国国立卫生研究院（NIH）的数据显示，大多数肌萎缩侧索硬化患者一般会因呼吸衰竭而亡，存活时间为 3~5 年，只有 10%的患者能活过 10 年。当时，霍金的医生也告诉他来日不多，这让他一度患上抑郁症。

---

* 本文首发于《南方周末》，原标题为"像霍金那样长寿？肌萎缩侧索硬化症患者的新希望"，收入本书时略有改动和更新。

肌萎缩侧索硬化是一种渐进而致命的神经退行性疾病，主要是支配肌肉的神经元死亡，导致患者躯干、四肢、面部肌肉逐步僵硬萎缩，进而发展为瘫痪，直至死亡。19 世纪 20 年代，该病的症状首次被记载，1874 年正式被命名为肌萎缩侧索硬化。患有该病的患者会逐渐瘫痪，无法动弹，因此该病又被人们称为"渐冻人"症。

1939 年，美国职业棒球超级巨星卢·格里格（Lou Gehrig）被诊断患有肌萎缩侧索硬化，这种病才开始被美国大众所知晓，因此这种疾病也被称为卢·格里格氏症。卢·格里格曾经保持了一项美国职业棒球联盟连续得分的最长纪录，该纪录直到 1995 年才被打破。不幸的是，卢·格里格被确诊两年后病逝，让公众见识了这种疾病的残酷。

霍金则要幸运得多，他的病情并没有医生预测得那么糟糕。虽然疾病使他一度消沉，但不久他就开始积极面对肌萎缩侧索硬化所带来的困难和不便，艰难而乐观地生活了半个多世纪，并取得了正常人都难以企及的巨大成就。20 世纪 60 年代后期，霍金开始使用拐杖，并逐步需要轮椅的帮助。1985 年，霍金得了一次严重的肺炎，手术后只能依靠管道呼吸，再也不能说话，但是借助一种语言合成器，能够与外界进行对话。之后霍金全身瘫痪，只有三个指头可以活动。

对于绝大多数肌萎缩侧索硬化患者来说，像霍金这样如此长寿是不可想象的。公众和媒体也非常惊讶，为什么霍金能在病魔的折磨下延续生命长达 55 年呢？专家推测，霍金发病较早可能是一个重要原因，因为大多数患者都是在 40～70 岁时被确诊的，很多及早诊断的患者往往能存活更长时间。

由于没有针对肌萎缩侧索硬化的药物，也有专家将霍金的长寿归功于家人和医护人员 24 小时的悉心看护。肌萎缩侧索硬化患者面临的主要危险是呼吸和吞咽困难，通过全天候的贴身监护，可以及时排除患者所出现的危险，延续患者的生命。不过肌萎缩侧索硬化的护理费用非常高昂，霍金写作《时间简史》正是希望通过该书的稿费来支付高昂的医疗费用，后来霍金也获得了公益机构的资助，一直得到最全面和悉心的照顾。

二、冰桶挑战赛

在与肌萎缩侧索硬化抗争半个世纪之后，霍金的逝世再次引起公众对该病的关注。

其实，长期以来，人们并不熟悉肌萎缩侧索硬化，因为这是一种罕见病。目前该病在全球的发病率尚不清楚。在美国，每10万人中每年约有1.5人发病；在欧洲，每10万人中每年约有2.2人发病。这种病到底是什么引起的呢？目前已知的只有5%～10%的患者是遗传性的，而非遗传的因素包括吸烟、接触有毒物质、头部受伤等，但是都没有确凿的证据。

在霍金去世前，国际上只有两种已批准的药物显示出非常有限的疗效：一种是1995年被美国食品药品监督管理局批准的利鲁唑（Riluzole），只能延长患者2～3个月生命；另一种是2017年5月批准的依达拉奉（Edaravone），更是只能轻微改善疾病的进程。

2013年下半年到2014年，一种旨在为肌萎缩侧索硬化患者募捐的冰桶挑战赛自发活动在全世界社交媒体中疯狂传播。据媒体报道，这项公益活动由两位肌萎缩侧索硬化患者和他们的一位朋友共同发起，要求参与者在网络上发布自己被冰水浇遍全身的视频，并邀请3位好友接力参与，被邀请者要么在24小时内接受挑战，要么选择为对抗肌萎缩侧索硬化捐出100美元。比尔·盖茨、小布什、贝克汉姆、科比、刘德华、周杰伦等众多名人参与，使得这项活动迅速传播开来，大大提升了公众对这一罕见病的关注度。霍金也在被邀之列，不过由于身体原因，他的三个子女决定代父完成冰桶挑战。

冰桶挑战赛为美国肌萎缩侧索硬化协会等公益机构募集善款达1亿多美元。该协会宣布，这些善款将主要资助科学研究，以帮助科学家找到该病的发病机理，开发出特效药物和新的治疗方法。

三、干细胞疗法

根据美国肌萎缩侧索硬化协会网站提供的信息，目前该协会已累计资助数百项与肌萎缩侧索硬化有关的研究，主要涉及该病的发病机理和遗传机制研究、动物模型构建、新药物开发、临床前试验和临床试验等。不过从目前的研究来看，干细胞疗法可能是治疗肌萎缩侧索硬化的最大希望。

目前世界各地的几个研究小组正在开展多项干细胞临床试验，其中美国头脑风暴（Brainstorm）细胞治疗公司在以色列哈达萨医院进行了一项 II 期临床试验，研究人员从患者自身骨髓中分离出间充质干细胞，刺激其产生神经细胞生长因子，然后将干细胞注射回患者脊髓，结果显示，在治疗 6 个月后，87% 的肌萎缩侧索硬化患者在疾病进程上有至少 25% 的改善。

另一项 II 期临床试验也已在美国三个中心完成，试验结果与以色列的试验类似。该研究目前已于 2017 年下半年进入 III 期临床试验，将在 200名患者中验证骨髓间充质干细胞治疗肌萎缩侧索硬化的有效性。如果治疗效果符合期望，将有望成为第一个治疗肌萎缩侧索硬化的干细胞疗法。不过，美国肌萎缩侧索硬化协会并没有资助该项研究，因此受到一些患者组织的指责。该协会的解释是干细胞疗法 III 期临床试验的费用太高，一旦失败，将严重影响协会对其他研究项目的资助。

与此同时，美国食品药品监督管理局也非常重视肌萎缩侧索硬化的药物开发。2018 年 2 月 12 日，美国食品药品监督管理局发布了《肌萎缩侧索硬化：治疗开发药物指南》草案，并向社会各界征求意见。该草案旨在为研究机构和制药公司的研究人员提供更清晰的参考，以提高药物开发过程（包括临床试验）的效率、可预测性和速度，并增加获得新疗法的机会。

随着科学研究的不断深入，科学家有望认识和攻克肌萎缩侧索硬化，而其他患者不仅有可能像霍金一样长寿，还有希望活得更有质量。

神经干细胞移植助脊髓损伤患者康复[*]

据世界卫生组织预测，全球每年有 25 万～50 万名脊髓损伤患者，其中约有一半患者最终发展成肢体瘫痪，这给患者、家属乃至整个社会带来无尽的痛苦和沉重的经济负担。不过，最近日益成熟的干细胞移植技术，展现出修复受损神经系统的巨大潜力，为脊髓损伤患者带来新的希望。

一、瘫痪猕猴的前肢开始活动

据 2018 年 2 月 26 日英国《自然-医学》（*Nature Medicine*）报道，美国加利福尼亚大学圣迭戈分校的神经学家马克·图辛斯基（Mark Tuszynski）教授团队将人的脊髓神经干细胞移植到脊髓损伤的猕猴的受伤部位，发现移植的神经干细胞不仅在猕猴体内存活了至少 9 个月，而且与猕猴的神经系统产生连接，能帮助四肢瘫痪的猕猴恢复前肢的部分功能。这是首次在灵长类动物上利用神经干细胞治疗脊髓损伤取得可喜的进展。

最近 30 多年来，神经科学家一直在尝试利用人的神经干细胞移植来治疗脊髓损伤。之前，科学家已在啮齿类动物上开展了一系列临床前的研究，移植的人神经干细胞也能帮助大鼠恢复已瘫痪四肢的功能。但是，啮齿类

---

* 本文首发于《南方周末》，原标题为"脊髓损伤患者的新希望"，收入本书时略有改动和更新。

动物与人类的身体构造存在显著差异，而且体型小、寿命短，因此利用啮齿类动物建立的治疗方法很难扩展到人体身上，对人体临床试验的参考价值也大打折扣。

图辛斯基教授是一位资深的神经科学家，一直致力于神经发育学和干细胞治疗脊髓损伤的研究。图辛斯基教授团队在总结前人的研究时发现，脊髓损伤之所以难以修复，主要是损伤部位存在一些抑制因素，如损伤部位会产生一些抑制轴突生长和细胞外基质形成的蛋白，同时也缺少促进神经细胞生长的生长因子。这些不利因素导致脊髓损伤部位难以形成有效的神经轴突，因此无法使脊髓损伤部位周边的神经细胞建立有效的连接，这也是导致脊髓受伤的患者肢体逐步丧失运动功能的重要原因。

早在 2012 年，图辛斯基教授团队通过大鼠模型研究发现，移植的人类神经干细胞能够克服这些抑制环境，在严重脊髓损伤大鼠的受伤部位形成人类神经轴突，并与大鼠受伤部位的神经细胞形成丰富的突触，从而为受伤部位周边的神经细胞重新建立联系，展现出神经干细胞治疗严重脊髓损伤的潜力。该研究结果发表在国际著名学术期刊《细胞》（Cell）上，也为图辛斯基教授团队开展后续研究树立了信心。

为了进一步探讨神经干细胞移植治疗严重脊髓损伤的可行性，图辛斯基教授团队培育出一种源自人脊髓的多能神经祖细胞，这种神经祖细胞是由神经干细胞直接分化而来的，具有继续分化形成所有神经细胞的能力。研究人员用手术刀将实验猴的颈部脊髓切断，两周后将人的神经祖细胞移植到 4 只严重脊髓损伤的猕猴的伤口中，同时加入了一些药物以克服神经祖细胞发育的抑制因素。不过，这些人的神经祖细胞并没有起到期望的效果。

研究人员推测，这可能是因为辅助药物剂量不够。接下来，研究人员加大了辅助药物剂量，重新将人的神经祖细胞移植到另外 5 只同样被切断脊髓的实验猴伤口处。大约两个月后，研究人员发现，移植的人神经祖细胞在实验猴的伤口处形成大量的新神经元和神经胶质细胞，每只实验猴伤口处长出了大约 15 万个新的神经轴突，延伸长度可达 50 毫米，可以覆盖脊髓的所有区域，实验猴的存活时间最长可达 9 个月以上。研究人员还观察到，这些人神经祖细胞形成的神经细胞能与实验猴的神经细胞建立有效的联系，也就是说，新生的人神经细胞能帮助实验猴传递神经信号，这是脊髓严重受损的实验猴能够恢复四肢部分功能的基础。

更令人惊喜的是，研究人员的确观察到实验猴的四肢，特别是前肢的运动能力得到显著改善。5 只实验猴的脊髓损伤部位和程度各不相同，不过相对于没有移植干细胞的四肢瘫痪猴子，其前肢的运动能力都得到一定程度的改善，如移植干细胞的实验猴能弯曲手指来抓取橙子，而对照猴子的手指则保持僵硬状态。

美国埃默里大学医学院的一位神经学家乔纳森·格拉斯（Jonathan Glass）博士对《科学家》（*The Scientist*）表示："这类细胞治疗仍然处于研究早期，不过最终可能发展成为治疗中枢神经损伤，甚至神经退行性疾病的可靠方法。"另一位神经学家——美国罗切斯特大学的史蒂夫·古德曼（Steve Goldman）博士评论说，这是脊髓损伤研究领域从老鼠到猴子的一项重大飞跃。马克·图辛斯基教授则对媒体说，这项研究让他们对人体临床试验更充满信心。

二、瘫痪男子骑自行车

除了物理治疗，医学界对于严重脊髓损伤并没有特别有效的治疗手段，减少高位瘫痪所引发的并发症、改善患者的生活质量成为医生与患者及其家属最急迫的追求。不过，尽管没有在灵长类动物上得到充分验证，但在啮齿类动物身上开展了临床前试验之后，一些医生和患者已经迫不及待地开始尝试神经干细胞治疗脊髓损伤的人体临床试验。来自波兰的戴瑞克·菲迪卡（Darek Fidyka）正是这一尝试的受益者，他也被认为是第一个通过神经细胞治疗得到恢复的脊髓损伤患者。

戴瑞克·菲迪卡原本是波兰的一名小企业主，身材高大，体格健壮，还担任着当地的志愿消防员。2010 年 7 月的一天，菲迪卡被刺了 18 刀，其中一刀刺穿了他的第 9 根胸椎，几乎完全切断了他的脊髓。幸运的是，菲迪卡活了下来，不过他的腿部已经渐渐失去知觉。之后两年里，菲迪卡主要在医院和家里接受物理治疗，但是病情没有多少好转。在受伤不到一年时，他开始大小便失禁、腿部无力，且没有丝毫知觉，只能整天躺在床上，甚至都不能坐轮椅。这时，他的一个亲戚看到一则媒体报道，该报道称，波兰弗罗茨瓦夫医科大学的神经外科医生帕维尔·塔巴科（Pawel Tabakow）正在开展神经干细胞治疗脊髓损伤的研究，于是将这一消息告诉了菲迪卡。

其实，帕维尔·塔巴科当时正在与英国伦敦大学学院的著名神经学家杰弗里·雷斯曼（Geoffrey Raisman）博士合作，将从患者鼻腔中分离出的一种嗅鞘细胞，移植到患者的脊髓损伤伤口，以期改善瘫痪患者四肢的运动功能。嗅鞘细胞是一种主要存在于鼻腔的嗅上皮和大脑嗅神经的胶质细胞，是目前所发现的中枢神经系统中极少数的可再生细胞之一，主要功能是为嗅神经提供营养，促进神经轴突的形成和生长，因此常常被神经学家用来进行神经修复研究和临床应用。

雷斯曼和塔巴科团队原计划从菲迪卡的鼻腔中分离出嗅鞘细胞，不过菲迪卡之前患过严重的鼻炎，鼻腔中的嗅鞘细胞遭到大面积损坏。2012 年 4 月，雷斯曼和塔巴科团队不得不通过开颅手术，从菲迪卡前脑的嗅球中分离培养嗅鞘细胞，然后将约 50 万个嗅鞘细胞分批注射到菲迪卡的脊髓断裂处。刚开始，奇迹并没有发生。不过 3 个月后，菲迪卡开始慢慢能收缩腿部肌肉，肌肉力量也逐步开始增强，半年后竟然可以借助支架行走几步。到 2014 年 10 月菲迪卡接受媒体采访时，他已经可以借助支架步行到医院外，而且能驾驶汽车，甚至连性功能也得到恢复。对于一名瘫痪多年的患者，每一项身体运动机能的恢复，无疑都是一个奇迹。

三、需要更多的临床试验

不过，雷斯曼和塔巴科团队的这一临床试验也受到很多人的质疑，有专家认为单个病例并不能证明嗅鞘细胞是脊髓损伤患者得以恢复的主要原因。

在菲迪卡奇迹般康复的消息被媒体广泛报道之后，雷斯曼和塔巴科团队收到了 2000 多封来自世界各地的患者来信，希望加入这一临床试验当中。雷斯曼和塔巴科团队也计划招募更多的志愿者进行类似的临床试验，以进一步验证移植嗅鞘细胞的确能帮助脊髓损伤患者恢复运动机能。据从美国临床试验数据库查到的消息，2016 年 8 月，杰弗里·雷斯曼教授已申请了一项嗅鞘细胞治疗脊髓损伤的临床试验，计划招募 50 名患者，该临床试验计划于 2018 年 3 月开始，到 2023 年 7 月完成。不幸的是，这一临床试验的主导者杰弗里·雷斯曼教授于 2017 年 1 月 27 日去世，该临床试验能否继续进行下去，存在较大的不确定性。

除此之外，中国、美国、日本、印度、韩国、巴西等国家的研究小组也开展了多项神经干细胞治疗脊髓损伤的临床试验，涉及的细胞包括髓系抑制性细胞、间充质干细胞、胚胎干细胞、胎儿干细胞以及最新的诱导多能干细胞等。从美国临床试验数据库可以搜索到 29 项已完成的细胞移植治疗脊髓损伤临床试验，大多是 I 期或 II 期临床试验，不过只有少数研究团队公布了试验结果，而这些试验结果也并不令人满意。

显然，目前细胞移植治疗脊髓损伤还没有达到理想的效果，还需要开展更多的灵长类动物临床前试验和人体临床试验。在细胞移植疗法通过大规模临床试验验证之前，医疗机构和医生不应该贸然将其推广应用而谋利，患者及家属也应该擦亮眼睛。不过，随着科学研究和临床试验的日益深入，神经干细胞移植疗法在治疗脊髓损伤中的作用将值得期待。

诱导多能干细胞让失明老人重见光明*

当人体某些组织细胞受损时，如果无法再生，则可能引发组织器官严重病变，如老年性黄斑变性、脊椎损伤、帕金森病等。对于大多数类似病变，医生往往无计可施，但是最近基于胚胎干细胞或诱导多能干细胞（iPS细胞）的临床试验陆续开展，可能为这些病变的治疗带来新的希望。

一、iPS 细胞疗法首被证明安全

2017 年 3 月 16 日，著名的《新英格兰医学杂志》发表了日本理化学研究所（RIKEN）科学家高桥雅代（Masayo Takahashi）团队的研究成果，该团队利用来自患者自身的 iPS 细胞，对一名患有黄斑变性的老年女性患者进行视网膜下细胞移植手术，这是世界上第一例 iPS 细胞治疗临床试验。

老年性黄斑变性是一种主要的致盲性眼病。随着年龄增长，患病风险加大。一旦发生病变，患者会出现视力下降、眼前黑影、视物扭曲变形等症状，甚至失明。目前全球有 2000 多万人罹患老年性黄斑变性，是继白内障、早产儿和青光眼之后的第四大致盲原因。

从主要症状来看，老年性黄斑变性可分为萎缩型（干性）和渗出型（湿

---

* 本文发表于公众号"赛先生"，原标题为"干细胞治疗的希望与风险"，收入本书时略有改动和更新。

性），萎缩型约占 85%，一般来说视力不会明显下降，常见症状为轻度视物模糊；渗出型约占 15%，但是大多会引起视力的严重障碍，即视觉中心会出现一个较大的黑斑，在视力完全丧失病例中约占 90%。老年性黄斑变性的致病原因主要是视网膜色素上皮（RPE）细胞受损，异常的新生血管在视网膜下生长，引起视网膜出血、水肿及视网膜组织的破坏，最终引起视力的快速丧失。随着胚胎干细胞技术和 iPS 细胞技术的发展，有科学家提出利用干细胞分化出 RPE 细胞，将 RPE 细胞移植到患者视网膜下，以替代受损的细胞，从而治疗黄斑变性等眼病。

2006 年，日本科学家山中伸弥（Shinya Yamanaka）发明了诱导多能干细胞技术，于 2012 年获得诺贝尔生理学或医学奖。高桥雅代教授原计划利用人胚胎干细胞分化 RPE 细胞治疗黄斑变性，由于胚胎干细胞不易获取，后来决定与山中伸弥教授合作，将胚胎干细胞改为 iPS 细胞。研究人员从一名 77 岁新生血管性老年性黄斑变性患者上臂取下一小块皮肤组织，在实验室培养出皮肤成纤维细胞，加入一些表达调控因子，这些皮肤细胞被诱导生成 iPS 细胞，再通过另外一些调控因子，进一步分化成视网膜色素上皮细胞。之后，研究人员向日本卫生当局提交了干细胞治疗黄斑变性的临床试验申请，最终得到批准。

采用患者自体的 iPS 细胞，主要是为了避免异种细胞移植手术中可能存在的免疫排斥。在进行人体实验之前，高桥雅代团队先在猴子身上进行了动物实验，将猴子 iPS 细胞产生的 RPE 细胞移植到免疫匹配的猴子眼睛中，没有产生严重的免疫排斥反应和其他副作用。

2014 年，高桥雅代团队对这名患者实施 RPE 细胞视网膜下移植手术，在去除异常的新生血管膜之后，将 iPS 细胞分化产生的 RPE 细胞移植到患者的右眼视网膜内，结果患者的右眼中出现大量 RPE 细胞。

据观察，手术一年之后，移植的 RPE 细胞仍然保持完整。不过患者的视力并没有恢复正常，也仍然存在黄斑囊样水肿。好在患者的症状没有继续恶化，且没有观察到严重的副作用，表明 iPS 细胞治疗黄斑变性是可行的和安全的。研究人员将上述研究结果发表在《新英格兰医学杂志》上，引起国际媒体的广泛关注，也为广大黄斑变性患者带来新的希望。

二、多项干细胞临床试验正在进行

除了日本，目前美国、中国等国家也在开展干细胞治疗黄斑变性的临床研究。

早在 2010 年，美国食品药品监督管理局就批准了第一例干细胞治疗黄斑变性的临床试验，该临床试验由美国先进细胞科技（Advanced Cell Technology）公司提出，计划用人胚胎干细胞分化出 RPE 细胞，治疗干性老年性黄斑变性和斯特格病，这两种疾病都是欧美等发达国家主要的致盲性眼病，均没有有效的治疗方法。

据著名医学杂志《柳叶刀》报道，该临床试验 2012 年即已实施，研究人员成功从人胚胎干细胞分化出 RPE 细胞，纯度超过 99%。动物试验显示，这些体外分化的 RPE 细胞与体内的 RPE 细胞具有相似功能，并可相互融合。受试患者包括 9 名干性老年性黄斑变性患者和 9 名斯特格病患者，将体外分化的 RPE 细胞移植到这些患者视网膜下，这些 RPE 细胞能附着于视网膜上，移植剂量为 50 000～150 000 个 RPE 细胞，研究人员只对患者的一只眼睛实施移植手术，另一只眼睛则作为对照。

2014 年 9 月，以验证该干细胞疗法安全性和耐受性为目的的 I／II 期临床试验宣告完成。临床试验结果显示，在长达 37 个月的试验期内，没有发现过度增殖、免疫排斥等与组织移植相关的副作用。令人振奋的是，约有 72% 的患者出现与移植 RPE 细胞相关的视网膜色素沉积，10 名受试者的视觉敏感度显著改善，另外 7 名受试者有所改善或维持在手术前水平，只有 1 名患者的视觉敏感度有所下降，作为对照的另一只眼睛则没有发生类似变化。

有些患者治疗后能使用计算机或正常阅读，还有一名经营马场的 75 岁患者竟然能够重新骑马了。I／II 期临床试验结果表明，从人胚胎干细胞分化出的 RPE 细胞具有较好的安全性和耐受性,有望成为治疗黄斑变性等致盲性眼病的新方法。

目前,黄斑变性是干细胞治疗最热门的研究领域,美国辉瑞公司、美国加利福尼亚大学洛杉矶分校、巴西圣保罗联邦大学、中国第三军医大学西南医院等机构也正在开展胚胎干细胞分化 RPE 细胞治疗黄斑变性的临床试验。

据《重庆晚报》报道,2015 年 8 月,中国第三军医大学西南医院阴正勤教授成功对一名出血性双眼老年性黄斑变性患者实施了类似手术。阴教授将胚胎干细胞来源的 RPE 细胞移植到患者视网膜下,一个月后,医生观察到 RPE 细胞在这名 62 岁患者的右眼开始功能重建。患者接受手术前,右眼最佳矫正视力能看见手的晃动,术后能看见视力表上的 0.15(能够看到视力表最上方两行),这表明胚胎干细胞来源的 RPE 细胞有效地改善了该患者症状。这是我国实施的第一例胚胎干细胞治疗临床试验。

三、干细胞治疗存在风险

尽管多个探索性的临床试验显示干细胞治疗安全可靠,为老年性黄斑变性患者和其他疾病患者带来巨大的希望,但这些临床试验受试患者人数较少,还需要更多的临床试验数据加以验证。

就在高桥雅代团队在《新英格兰医学杂志》发表论文的同一期,来自美国迈阿密大学巴斯康帕默眼科研究所的研究人员报道了一则干细胞治疗黄斑变性的失败案例。在每人支付给佛罗里达州一家营利性医疗机构 5000 美元之后,3 名老年性黄斑变性患者接受了双眼的干细胞移植。移植的干细胞并非通常的胚胎干细胞或 iPS 细胞,而是从患者脂肪组织分离出来的脂肪干细胞。在目前没有实验证据表明脂肪干细胞能治疗黄斑变性的情况下,这种脂肪干细胞竟然与患者的血浆和血小板一起被移植到患者的双眼,而其他临床试验为了安全起见,只对一只眼睛实施手术。术后不久,这 3 名患者的视力不仅没有改善,还出现了严重的副作用,一年后,这 3 名患者都彻底失明了。

很显然，这一失败案例并不能说是干细胞治疗本身的问题，只是一些急于谋利的医疗机构在滥用干细胞治疗技术，据悉，美国开展干细胞治疗的私人医疗机构就有数百个，大多收取 5000～50 000 美元不等的费用。

不过，干细胞疗法本身也存在一些问题，比如干细胞致癌性、免疫排斥反应等。有研究表明，长期体外培养的干细胞有可能发展成为肿瘤细胞。高桥雅代团队原本计划在第一名患者手术成功后，马上对第二名患者进行手术，但他们在来自该患者的 iPS 细胞中检测到 6 个基因突变，其中 1 个突变基因与致癌基因相关。尽管这一突变直接致癌的可能性比较小，但是在山中伸弥教授的建议下，高桥雅代教授决定在完全修正这一突变和详细评估其风险之前，暂停后续的手术。

这些失败案例警示干细胞疗法尚存在较大风险。美国、欧盟国家、日本和中国等国家的卫生管理部门对干细胞治疗也持谨慎态度，但是国内外很多医疗机构以干细胞治疗为噱头进行宣传，甚至在没有政府审批的情况下，贸然给患者使用尚不成熟的干细胞疗法。监管部门必须加大对此类疗法的查处力度，以免给广大患者造成不必要的损失和伤害。同时，患者也应该提高防范意识，目前还没有政府批准应用的干细胞疗法，因此不要接受任何收费的干细胞治疗。

随着技术的不断发展，以及临床数据的逐步积累，干细胞疗法的技术障碍将会很快被清除，相关操作规范也将建立，届时将有更多的疾病有望被干细胞疗法攻克。

自体 iPS 细胞治疗帕金森病有效*

　　帕金森病是仅次于阿尔茨海默病的第二大常见退行性神经病变，主要症状是身体震颤、僵硬和行走困难等。目前，全球患病人数超过 600 万，中国患者约占一半。到目前为止，该病尚没有治愈的方法，大多数治疗方法只能缓解症状或减缓疾病进程。不过，据 2020 年 5 月 14 日《新英格兰医学杂志》报道，美国哈佛医学院附属麦克莱恩医院等机构的研究人员利用定制的自体 iPS 细胞治疗一名帕金森病患者，临床试验取得了一定的疗效。这一崭新的疗法给帕金森病患者带来新的希望。

一、病笃急寻医

　　乔治·洛佩兹（George Lopez）原本是一名内科医生，后来弃医从商，创办了一家医疗设备公司，积累了不少财富。在经历近十年的帕金森病折磨之后，洛佩兹原先用于缓解症状的常规药物接连失效，病情不断恶化。他的身体震颤加剧，行走能力越来越受到限制，这让平时喜欢户外运动的他非常沮丧。

　　洛佩兹知道帕金森病还没有治愈的希望，不过他并不想坐以待毙。他

---

　　* 本文首发于《南方周末》，原标题为"一个人的临床试验：首例私人定制干细胞治疗帕金森病取得成功"，收入本书时略有改动。

在网络上四处寻找潜在的新疗法，还专门自费去参加相关的学术会议，想听听科学家在这方面有什么令人惊喜的研究进展。2013 年 4 月，在一次关于干细胞的学术会议上，洛佩兹了解到哈佛医学院附属麦克莱恩医院的金光洙（Kwang-Soo Kim）教授正在开展自体 iPS 细胞治疗帕金森病的研究。听完金教授的报告之后，洛佩兹觉得干细胞疗法大有希望，于是想在会后找金教授聊聊，不过金教授做完报告后就离开了。

回家后，洛佩兹给金教授写了一封邮件，表示愿意资助他继续进行干细胞治疗帕金森病的研究。金光洙教授是美国知名的干细胞专家，长期从事干细胞治疗帕金森病的研究。由于政府科研经费大幅减少，他当时正在为科研经费发愁，甚至不得不解雇一些研究人员。金教授看到洛佩兹的邮件后，将信将疑，最后还是决定与洛佩兹见面聊聊。两人见面后，洛佩兹进一步确认了干细胞治疗帕金森病的前景，在了解到金教授的困境之后，直接给他开出了一张 200 万美元的支票。洛佩兹当时的想法很简单，即使金教授团队的研究成果不能马上给他带来治疗方案，也有望给这一领域的研究带来重大进展。

二、一线希望

在获得意外的 200 万美元资助后，金教授开始招兵买马，加快了研究进程，希望尽快攻克 iPS 细胞移植面临的技术难题，并开展干细胞治疗帕金森病的临床试验。

其实，干细胞治疗帕金森病并不新鲜。科学家发现，帕金森病主要是因为大脑中一些合成多巴胺的神经元功能丧失，导致大脑缺乏足够的多巴胺。多巴胺是重要的神经递质，也就是神经信号的"快递员"。一旦缺乏多巴胺，神经信号将无法正常传递，进而出现帕金森病等多种神经系统疾病。

最早治疗帕金森病的方案主要是想办法增加大脑中的多巴胺含量，比如注射多巴胺的前体左旋多巴，或模仿多巴胺的功能去激活多巴胺受体以传递神经信号，如注射多巴胺刺激剂。不过这些药物都面临长期使用容易失效，并产生严重副作用等问题。从 20 世纪 80 年代中期开始，科学家开始尝试用细胞替代疗法治疗帕金森病，将具有多巴胺合成能力的神经细胞移植到患者脑部，以合成更多的多巴胺，达到治疗帕金森病的目的，该方法展现出一定的疗效，而且这些移植的神经细胞可在患者脑组织中存活15～18 年。

随着 20 世纪 90 年代末人类胚胎干细胞技术的出现，由胚胎干细胞分化出来的多巴胺神经细胞成为最重要的细胞来源。不过，胚胎干细胞多取自医院死亡的胎儿或早期胚胎，一次干细胞移植所用干细胞需要取自十多个胎儿，存在较大的伦理争议，而且这些胚胎干细胞非患者自体细胞，容易出现严重的免疫排斥反应，应用前景并不被看好，甚至被一些国家禁止用于临床研究。

2006 年，日本生物学家山中伸弥教授团队给小鼠皮肤细胞转入四种转录因子的基因，结果这些皮肤细胞经过体细胞核移植之后，竟然神奇地逆转成一种类似胚胎干细胞的新干细胞，可分化为几乎所有类型的小鼠细胞，这种新的干细胞被称为诱导多能干细胞（iPS 细胞）。很快，山中伸弥团队及其他国家的科学家也相继培育出人类 iPS 细胞。这一技术突破了胚胎干细胞的伦理限制，来源也非常方便，在人类疾病治疗等领域展现出巨大的应用前景。2012 年，山中伸弥与发明体细胞核移植技术的英国发育学家约翰·戈登（John B. Gurdon）一起分享了诺贝尔生理学或医学奖。

iPS 细胞技术一出现，世界各国的科学家，特别是原本从事胚胎干细胞研究的科学家迅速转向人类 iPS 细胞的研究，并发现人类 iPS 细胞在神经系统损伤等疾病的细胞替代疗法上具有巨大的应用潜力，金光洙教授正是其中之一。2009 年，金教授改进了山中伸弥的方法，将 4 种转录因子在细胞外合成后，再添加到人类皮肤细胞中，可获得非转基因的人类 iPS 细胞，这项研究使得金教授在国际上受到广泛关注。2013 年，金教授团队再接再厉，利用上述方法，在患有帕金森病的小鼠模型中验证了 iPS 细胞替代疗法具有改善帕金森病症状的功效，也正是这项研究引起了洛佩兹的关注。

三、私人定制

不过，要将金教授的干细胞技术应用到帕金森病患者的治疗，还有几个关键的技术难题需要突破。这是一种真正的私人定制疗法，需要先评估患者的各项身体指标是否符合脑部细胞移植的标准，如果符合，则采集患者的皮肤细胞，用体外合成的转录因子诱导皮肤细胞产生 iPS 细胞，再刺激 iPS 细胞分化成多巴胺神经祖细胞，接下来将这些多巴胺神经祖细胞移植到患者脑部。

金教授面临的第一个难题是如何大量扩增移植用的多巴胺神经祖细胞。每次移植需要数百万个多巴胺神经祖细胞，金教授团队找到了一些具有代谢调节功能的微小 RNA，可以与 4 种转录因子协同作用，快速大规模生产临床级的多巴胺神经祖细胞。第二个难题是干细胞如果分化不完全，则有肿瘤化的危险。为了解决这个问题，金教授团队从中草药成分中筛选到一种槲皮素（黄酮醇类化合物），可以清除绝大多数未分化的 iPS 细胞，以消除肿瘤隐患。

第三个也是最后一个难题则是如何高效地将这些多巴胺神经祖细胞移植到患者脑部。这一难题交给了麻省总医院著名神经外科医生杰弗里·施伟策（Jeffrey Schweitzer），施伟策发明了一种新的细胞注射器，大幅改进了神经细胞移植的方法。解决这些难题后，金光洙团队准备开展个性化定制的 iPS 细胞治疗帕金森病的临床试验。

一开始，洛佩兹并没想到金教授的研究进展如此快速。他在得知金教授即将启动临床试验时，有些喜出望外，毕竟自己的病情越来越严重，于是他决定亲身试一试这一新的疗法。经过一系列检查，施伟策等确认洛佩兹的身体条件符合神经细胞移植的要求，这样只有一个志愿者的临床试验在美国食品药品监督管理局特批下开始秘密进行起来。

研究人员从洛佩兹皮肤上取出小片皮肤组织，在实验室诱导产生 iPS 细胞，继而在特殊的设备中大规模培养出多巴胺神经祖细胞。神经细胞移植手术原本计划在金教授实验室附近的麻省总医院进行，但施伟策博士发明的细胞注射器与麻省总医院的成像设备并不匹配，如果重新购置成像设备，或让美国食品药品监督管理局重新批准采用与麻省总医院成像设备匹配的注射器，都需要花费几个月时间。金教授联系到相距 300 千米远的威尔康奈尔医学院，那里正好有与施伟策细胞注射器匹配的成像设备。

四、一场接力赛

细胞移植需要越快越好，否则神经细胞有可能死亡。由于细胞培养实验室与细胞移植手术地点相隔 300 千米，移植手术变得更为复杂，甚至不惜动用私人飞机。在移植手术前，需要先用救护车，将在 4℃环境下保存的多巴胺神经祖细胞从位于波士顿的细胞实验室运送到波士顿机场，再通过私人飞机空运到康奈尔机场，然后通过救护车运至威尔康奈尔医学院的手术台，像一场马不停蹄的接力赛。为了确保一切顺利，研究小组还在正式移植手术之前进行了一次演习。

2017 年 9 月 5 日，神经细胞移植手术正式开始，经过一番周折，3 管多巴胺神经祖细胞顺利到达洛佩兹的手术室。医生在洛佩兹的左脑运动神经元区域注射了 400 万个多巴胺神经祖细胞，术后没有出现免疫排斥反应。大约 4 个小时后，洛佩兹感觉自己的肌肉变强了，身体震颤也减轻了，他为此感到兴奋。不过医生并没有这么乐观，他们还不敢确定，洛佩兹脑部突然增多的多巴胺，到底是植入的多巴胺神经祖细胞在起作用，还是移植手术的刺激，抑或是患者主观的期望引发原有神经元产生更多的多巴胺。

半年后，医生再次在洛佩兹的右脑注射了相同剂量的多巴胺神经祖细胞。之后每隔几个月，医生就对洛佩兹进行脑部扫描等其他检测，以确认脑部多巴胺含量变化，以及植入的神经细胞是否与原有的神经细胞发生通信联系。经过近两年的观察，移植的神经细胞仍然在洛佩兹脑部存活，并发挥合成多巴胺的正常功能。洛佩兹的症状的确也有所改善，比如他能完成系鞋带、大步走等动作，说话声音清晰，甚至还能游泳和潜水。

这是世界上首例自体 iPS 细胞治疗帕金森病的临床试验，早于 2018 年日本开展的类似临床试验。这项临床试验的结果于 2020 年 5 月 14 日发表在著名的《新英格兰医学杂志》上，引起了美国医疗新闻网站 STAT 等媒体关注。

该临床试验只有一名患者，没有对照组，临床疗效也相对有限，还不能排除其他因素的影响，需要更大规模的临床试验加以验证。不过，这一试验初步证明帕金森病新疗法的安全性和有效性，后续研究更值得期待。

核移植技术助线粒体缺陷不育患者生子*

2016年4月6日，一个看似普通的健康男婴在墨西哥出生，除了这个婴儿的父母和美国主治医生等少数知情人外，其他人并不知道他的特别之处。直到9月底，这个男婴的主治医生团队在美国《生育与不孕》（*Fertility and Sterility*）上发表学术论文，公开了他的出生过程，才引起媒体和同行的广泛关注，原来这个男婴是世界上第一例经过核移植操作获得的"三亲婴儿"。

一、有点儿特别的婴儿

这个名叫阿卜拉希姆·哈桑的男婴目前已经6个多月了，各项体检报告都显示，小哈桑非常健康。最令哈桑父母欣慰的是，哈桑不再会从他妈妈那里遗传到一种可怕的基因缺陷疾病了，也可能不会像他的哥哥姐姐那样幼年夭折。

美国《生育与不孕》杂志披露，哈桑的父母来自约旦，非常渴望能生育出健康的宝宝，但是在过去几年，他们却经历了非常痛苦的求子过程。哈桑的妈妈之前曾经历过4次流产，后来生下2个宝宝，但一个只有8个月大时不幸夭折，另一个长到6岁也去世了。

---

* 本文首发于《南方周末》，原标题为"三亲婴儿，有何不同？"，收入本书时略有改动。

原来哈桑的妈妈患有一种叫利氏病（Leigh disease）的疾病。该病的患者因基因突变而出现神经代谢紊乱，患者生产的宝宝出生后不久就会病发而亡，有些甚至在胎儿期即发作导致母亲流产。其中75%～80%的患者由常染色体基因突变导致，另有 20%～25%的患者则由线粒体基因突变引起，哈桑的妈妈就是这种线粒体基因突变携带者。这种线粒体基因突变引起的利氏病目前并没有有效的治疗方法，携带这种突变基因的女性要么尝试怀孕，乞求好运偶尔眷顾，生下一个健康的宝宝；要么直接放弃生育，以免要多次忍受丧子之痛。

直到 2015 年 2 月，英国立法批准了一项新的辅助生殖技术——核移植三亲共育技术，为像哈桑的妈妈一样的线粒体遗传病患者带来了新的希望。核移植三亲共育技术是先将拥有正常线粒体的捐献者卵子的细胞核移走，接着将携带有线粒体遗传缺陷的卵子的细胞核取出，移植到去核的捐献者卵细胞中，组成新的卵子，再采用体外人工授精技术，让新的卵子与父亲的精子结合，形成受精卵，并将受精卵移植到母亲子宫受孕，这样就能生出一个没有线粒体遗传缺陷的健康宝宝了。也就是说，"三亲婴儿"的孕育，既需要母亲的卵子和父亲的精子提供细胞核遗传物质，还需要另外一个卵子捐献母亲提供正常的线粒体基因。

有意思的是，尽管英国是首个批准"三亲婴儿"技术的国家，但美国却是这项创新技术的开创者和实践者。美国新希望生殖医学中心则是其中的先行者之一，该中心由美籍华人医生张进于 2004 年创建。张进于 1984年在浙江大学获得学士学位后到英国留学，先后在伯明翰大学和剑桥大学取得硕士学位与博士学位，之后前往美国，成为试管婴儿领域公认的顶级专家，在辅助生殖方面拥有丰富经验。

多次经历丧子之痛的哈桑父母慕名找到张进医生，希望能帮助他们孕育健康的宝宝。张进医生团队将哈桑妈妈卵子中的细胞核取出，移入提前去除细胞核的捐献卵子中，组成新的卵子，之后采用标准的试管婴儿技术，共制造了 5 枚胚胎，其中 1 枚胚胎最终孕育出了哈桑。由于美国政府禁止进行类似的辅助生殖技术临床应用，张进医生选择在对该技术没有限制的墨西哥进行相关操作，使哈桑父母顺利产下了哈桑。

二、并非第一个

就这样，哈桑成为世界上第一个源自卵母细胞核移植、健康存活的"三亲婴儿"，该消息被美国《新科学家》报道后，很快受到了媒体和大众的广泛关注，美国哥伦比亚广播公司、美国有线电视新闻网和全国广播公司等媒体纷纷加以报道。哈桑如此引人关注，是因为他的出生既得益于与克隆技术相近的卵母细胞核移植技术，同时涉及对人类遗传物质的改造和优化，即其母亲线粒体的全部 37 个基因被替换成卵子捐献者的线粒体基因。

不过，哈桑并不是世界上最早的"三亲婴儿"。

20 世纪 90 年代，曾经备受争议的试管婴儿技术已日渐成熟，也让数以百万计的不孕不育家庭重新传出了婴儿的啼哭声和大人幸福的欢笑声。不过仍有一些人无法得益于这项技术，因为有些女性的卵子细胞质天生存在某些缺陷，既不能自然受孕，也不能靠人工授精发育成胚胎。在核移植技术出现之前，科学家发明了一种叫作细胞质转移的技术，即先将捐赠卵子细胞质注入有缺陷的母亲卵子中，组成新的卵子之后通过体外受精技术，培育出胚胎，所产生的婴儿与基于核移植的"三亲共育"技术一样，其遗传物质都是来自两个母亲和一个父亲。据媒体报道，第一例基于细胞质转移的"三亲婴儿"于 1997 年在美国新泽西州出生，之后约有 30 例这样的婴儿诞生。不过到 2001 年，由于担心通过这种技术培育的"三亲婴儿"存在健康风险，美国食品药品监督管理局叫停了这项技术的临床应用。可惜的是，研究机构并没有对这些"三亲婴儿"的健康状况进行长期的跟踪评估。

值得一提的是，早在 2003 年，张进医生在中国首次开展了核移植三亲共育技术的临床应用，让一名 30 岁的女子成功怀孕，不过该名女子在怀孕

30 周左右不幸流产。

三、在争议中前行

这些新的生殖技术其实都是被用于拯救那些存在线粒体遗传缺陷的患者的，因为线粒体是与能量代谢密切相关的细胞器，一旦线粒体基因特别是与三磷酸腺苷合成相关的基因发生突变，细胞生命活动所需的能量将难以得到满足，进而导致一系列严重的疾病，往往像利氏病一样，无情地夺走婴幼儿的性命，而大多数时候医生对此束手无策。

目前已发现 50 多种线粒体基因点突变和 100 多种线粒体基因重排与人类疾病相关联，约 6500 个婴儿中就有 1 个存在线粒体遗传缺陷。如果核移植三亲共育技术被证明安全可靠，将会有更多的线粒体缺陷患者愿意尝试这项新技术。正如张进医生所说，这项突破极具里程碑意义，未来还有宽广的发展前景。国际顶级学术期刊《自然》《科学》等也对"三亲共育"技术给予了积极评价，认为这是一项革命性的医学突破，将造福更多的遗传缺陷家庭。

当然这项技术也存在较大的争议，反对者表示，"三亲共育"技术涉及核移植技术，即克隆技术，该技术本身还不成熟，产生的人类胚胎可能存在不可预知的缺陷。例如，在张进医生制造的 5 枚胚胎中有 1 枚不能发育到囊胚期，另外 3 枚胚胎则表现出染色体配对不正常，还需要更长的时间来观察哈桑是否存在其他缺陷。更有人担心，"三亲共育"技术将不同人的基因进行了重组，其实是一项遗传改造技术，将来如果有人通过类似的技术，创造出智力、体力等方面均优于普通人的"超人"，后果将不堪设想。

不过也有科学家指出，这些反对意见和担心并没有太多科学根据。人工胚胎的异常在试管婴儿中也是存在的，但是目前的技术完全能监测出这些异常胎儿，从而挑选出健康的胚胎用于生殖。而制造"超人"的可能性也较小，因为线粒体基因组非常小，只相当于核基因组的千分之一，而且线粒体基因与人的智力、相貌等基本没有关系。

　　一项技术往往具有两面性，如核技术，既可用于制造杀人的武器，也可用于发电造福人类，其安全应用需要立法加以约束，才能更好地为人类服务。不过科技的进步是不可阻挡的，20 世纪 70 年代末兴起的试管婴儿技术曾经饱受争议，如今全球已累计出生超过 500 万的试管婴儿，为众多家庭增添了欢笑，而英国生理学家罗伯特·爱德华兹（Robert G. Edwards）也因此获得了 2010 年诺贝尔生理学或医学奖。除了线粒体遗传病，目前数以千万计的人还在承受数千种染色体遗传病的折磨，就像在文档中修改《不列颠百科全书》中的一个错别字一样，近年来发展起来的基因编辑技术可以高效率地对导致遗传疾病或不利性状的基因突变进行精准修正，其正以迅猛的速度在动物、植物和人类细胞中被广泛应用，经过基因编辑的人类胚胎也已获得成功。由于并没有转入外源基因，也没有删除自身基因，只是对造成恶性遗传病的突变基因进行修正，所以预计在不久的将来，这项革命性技术将很快被用于培育没有遗传病的宝宝。

　　那些正在承受遗传疾病痛苦的人对这些争议有什么想法呢？一个经历 4 次体外受精失败的妈妈曾对媒体表示：我非常想要一个宝宝，我想这是唯一能帮助我的方法，即使存在风险，我也不在乎。

粪便菌群移植对抗顽固细菌感染*

粪便竟然能治病？这听起来有些另类，不过这是由传统医学演变而来的、针对胃肠道菌群失衡的一种新疗法，即粪便菌群移植。最近几年，粪便菌群移植日益受到重视，在多种疾病的治疗上展现出令人惊喜的疗效。

一、源自中国传统医学

粪便治病并非现代医学的发明。早在1700多年前，中国东晋时期的葛洪所编著的医书《肘后备急方》中就有记载。该书记载有"野葛芋毒、山中毒菌欲死者：并饮粪汁一升，即活"，即用人粪清液治疗食物中毒并濒临死亡的患者；另有"治伤寒及时气温病……绞粪汁，饮数合至一二升，谓之黄龙汤，陈久者佳"等记载，这是世界上关于粪便移植疗法的最早记录。值得一提的是，该书关于青蒿治疗疟疾的记载还为屠呦呦等带来灵感，帮助她和她的团队找到对付疟疾的特效药青蒿素，使其成为首位获得诺贝尔生理学或医学奖的中国本土科学家。

在宋朝陈文中的《小儿痘疹方论》、明朝李中梓的《本草通玄》、清朝叶天士的《温热论》和刘奎的《松峰说疫》等中医古籍中，均有将人的粪

* 本文首发于《南方周末》，原标题为"从粪便入药到粪便银行：粪便菌群移植的来龙去脉"，收入本书时略有改动和更新。

便加工成药物的记载。明朝李时珍所著的《本草纲目》，记载了 20 多种用人的粪便治病的药方，包括人粪发酵物、新鲜的人类粪便、干粪便、婴儿粪便等，涉及严重腹泻、发热、呕吐、便秘等多种消化道急危重症。为了便于患者接受，这些中医典籍一般将这种以人的粪便为原料的药物称为金汤或人中黄。

其他国家出现粪便疗法要晚 1300 年以上，而且并非用人的粪便治病。17 世纪，意大利解剖学家和外科医生法布里齐乌斯曾提到用粪便给牛或马等动物治病。也有报道称，第二次世界大战期间，在非洲作战的很多德国士兵感染细菌性痢疾，在常规抗生素治疗失效的情况下，德国医生曾用骆驼粪便为其进行治疗，取得了一定疗效。

但是中医等传统医学所记载的粪便疗法更多是经验的总结，而且多用于急救，其中的机理并不清楚，当然也不知道粪便中的有效成分竟然是肉眼看不见的胃肠道微生物。随着现代医学的兴起，由于存在不符合卫生标准、疗效难以确定、成分复杂不固定、患者难以接受服用方法等问题，粪便疗法很长时间不被医学界所认可。

二、欧美国家发扬光大

粪便菌群移植作为现代医学的一种疗法真正开始是在 1958 年。来自美国科罗拉多州的外科医生本·艾斯曼（Ben Eiseman）算得上现代尝试粪便菌群移植疗法的第一人。他和同事将健康人的粪便经直肠灌入 4 名假膜性结肠炎患者的肠道中，其中 3 名患者得以康复。20 年后，科学家才确认假膜性结肠炎是由一种叫作艰难梭菌的细菌过量生长导致的，正是这种顽固的病原菌让粪便菌群移植疗法重新受到世界，特别是欧美医学界的重视。粪便菌群移植疗法之所以能起作用，可能与健康的肠道菌群与有害菌群竞争生存空间有关。

1988 年，澳大利亚消化内科医生托马斯·布罗迪（Thomas Borody）教授遇到一名患有溃疡性结肠炎的妇女，让他煞费苦心。布罗迪教授是澳大利亚消化病中心的创始人和主任，后因与诺贝尔生理学或医学奖获得者罗宾·沃伦（Robin Warren）等共同发明幽门螺杆菌三联疗法而闻名。这名女患者在斐济度假时患上了溃疡性结肠炎，尽管接受了各种抗生素治疗，但是其结肠炎反复发作，无法治愈。最开始，擅长抗生素治疗的布罗迪教授也无计可施。不过，布罗迪教授对抗生素无法治愈的结肠炎产生了浓厚兴趣，在查阅资料时偶然发现了艾斯曼关于粪便移植疗法的报道，因为假膜性结肠炎和溃疡性结肠炎都是由艰难梭菌引起的，于是布罗迪决定试试粪便移植疗法。

在征得患者同意后，布罗迪教授收集到患者健康家属的粪便，经过搅拌、盐水溶解和过滤等处理之后，连续两天将粪便过滤液灌入患者肠道。几天过后，患者的结肠炎竟然消失，而且长时间不再复发。第二年，布罗迪团队又用粪便菌群移植疗法对 55 名患有便秘、腹泻、溃疡性结肠炎、回肠炎等消化道疾病的患者进行治疗，结果 20 名患者得以痊愈，另有 9 名患者的病情显著改善。从此，布罗迪一发不可收拾，累计开展的粪便菌群移植治疗已超过 1.2 万例。

不过，直到 2010 年前后，粪便菌群移植疗法才开始在美国、欧洲等国家和地区流行开来，这主要是因为艰难梭菌感染疫情在欧美国家持续暴发。美国疾病控制与预防中心的检测数据显示，2010 年非妊娠成年人的艰难梭菌感染住院率比 2000 年增加一倍，预计未来几年感染人数还将持续增加。2011 年，美国艰难梭菌感染患者近 50 万，死亡人数近 3 万，每年给美国造成医疗负担 15 亿～30 亿美元。艰难梭菌感染因为艰难梭菌过量生长产生毒素，容易引发患者消化道溃疡和炎症，如溃疡性结肠炎、假膜性结肠炎等。最令患者和医生感到棘手的是这种细菌表现出较强的抗药性，用抗生素难以根除，而且容易反复发作，比如首次复发率达 13%～20%，但是在复发病例中再次发作的概率则高达 40%～60%。

艰难梭菌感染的主要风险来源是抗生素滥用造成肠道菌群失衡，住院治疗和到疫区旅行也会加大感染风险。艰难梭菌感染的常规治疗手段仍然是抗生素，如万古霉素等，但是万古霉素对复发型艰难梭菌感染的治愈率仅为20%左右，这时候医生们把目光投向粪便菌群移植疗法。

2013年，荷兰阿姆斯特丹大学的研究人员首次开展了粪便菌群移植疗法的随机对照临床试验，其中粪便菌群灌注与万古霉素的组合为试验组，万古霉素单独给药为对照组。结果发现，试验组中单次粪便菌群灌注的治愈率即可达81%，二次灌注的治愈率达94%；而万古霉素对照组的治愈率仅为20%～30%。

从2013年开始，国际上关于粪便菌群移植的报道显著增加。除了治疗胃肠道疾病之外，粪便菌群移植在帕金森病、多发性硬化症、孤独症、糖尿病等疾病治疗上也表现出良好的疗效。

随着粪便菌群移植的火热，政府监管部门也开始介入。2013年7月，美国食品药品监督管理局出台了指导意见，即针对标准疗法无效的艰难梭菌感染，在征得患者知情同意的情况下，医生可以自主采用粪便菌群移植疗法作为试验新药开展临床治疗。2018年2月，美国传染病学会和美国医疗保健流行病学协会发布了关于艰难梭菌感染的最新临床实践指南，再次建议尝试对至少两次复发的患者进行适当的抗生素治疗，如果无效，则强烈推荐采用粪便菌群移植。

三、粪便银行悄然兴起

目前，健康粪便的主要来源是志愿者捐献，工作人员收集到健康粪便后一般会立即对其进行处理，包括研磨、搅拌、过滤等，获取含有健康粪便菌群的上清液，之后用鼻饲管将上清液灌注到患者的十二指肠，或用肠镜灌注到患者的结肠，也有医疗机构将粪便菌群制作成胶囊，供患者口服。当然，如何鉴别和收集更多的健康粪便是其中一大难题。

有意思的是，美国麻省理工学院的两名学生于2012年建立了全球首个粪便银行"开放生物群"（Open Biome），专门收集志愿者捐献的符合临床治疗标准的健康粪便。截至2018年底，该非营利机构已累计帮助美国和其他国家的医生完成 4 万次以上的粪便菌群移植。后来，英国、荷兰、丹麦和中国等国家也相继建立本国的"粪便银行"，有些捐献者还因此获得不菲的收入，比如"开放生物群"粪便银行给捐献者每次补贴 40 美元。如果你符合捐献标准且粪便充足，每个月仅靠捐献粪便即可赚到 1000 美元以上，是不是一种轻松的赚钱门道？

不过，捐献粪便并不是想捐就能捐的，"粪便银行"或医院一般对捐献者有非常严格的要求。在捐献粪便之前，捐献者必须经过严格检测，患有胃肠道疾病和传染性疾病的人均不能作为捐献者，在 6 个月内有高风险性行为、吸毒、到腹泻流行地区旅行等行为都不合格，在 3 个月内服用抗生素也不能捐献，即使粪便性状不规则也会被淘汰。

目前粪便菌群移植研究面临的主要困境是我们对肠道菌群研究还不是很深入，甚至对很多胃肠道微生物我们一无所知，比如 2019 年初《自然》公布了一项关于人类肠道菌群基因组的最新研究成果，科学家竟然发现有近 2000 种新的肠道微生物。随着人类肠道菌群研究的不断深入，粗放的粪便菌群移植可能会被可体外培养的、更精准的、更安全的肠道菌群移植所替代。2019 年 6 月 22 日，来自意大利、美国、荷兰等 10 个国家的 31 个医疗机构的科学家在意大利罗马达成了一个国际共识，希望采用统一标准开展粪便菌群移植临床试验，包括如何收集筛选捐献者，如何收集、处理和储藏粪便，如何开展粪便菌群移植，以及相关伦理问题，等等。

四、安全风险不容忽视

2019 年 6 月，美国食品药品监督管理局发布了一条关于粪便菌群移植的安全警示，呼吁医生们谨慎选择粪便菌群移植疗法用于临床治疗。原来有两名老年患者移植了同一个捐献者的粪便菌群，不幸的是，这名捐献者的粪便中污染有多重耐药菌，导致两名患者都出现侵袭性细菌感染，病情急剧恶化，其中一名患者不幸死亡。

《新英格兰医学杂志》报道，2018 年底，一名 73 岁的男性患者参加了在麻省总医院进行的一项粪便菌群移植临床试验后不幸死亡。该患者患有骨髓增生异常综合征，在接受造血干细胞移植前 4 天和前 3 天分两次口服粪菌胶囊，以评价该联合疗法能否改善患者受损的肠道菌群。在第二次服用粪菌胶囊 8 天后，该患者出现高热、呼吸急促、意识不清等严重不良反应，尽管经过积极治疗，但两天后仍然因严重败血症而不幸死亡。经鉴定，在该患者粪便样品中检测出一种可分泌超广谱 β-内酰胺酶的大肠杆菌，而β-内酰胺酶导致该菌对大多数抗生素产生抗性。据报道，美国只有 1%～2%的人群携带这种罕见的耐药菌。

另一名 69 岁的肝硬化患者也在服用同一种粪菌胶囊 7 天后，出现类似不良反应。幸运的是，该患者经过积极治疗得以痊愈，其粪便样品中也检测出这种致命的抗药大肠杆菌。这种粪菌胶囊由麻省总医院用一个健康志愿者捐献的粪便制备而成，捐献者筛查和粪菌胶囊的制备过程均严格按照美国食品药品监督管理局建议的程序。遗憾的是，由于比较罕见，这种抗药性大肠杆菌并没有在建议筛查之列，麻省总医院也没有在移植前对捐献者的粪便样品进行该耐药菌的筛查。在死亡病例发生后，研究人员对捐献者的粪便样品进行了鉴定，发现其中的确含有同样的耐药菌。不过该捐献者身体健康，并不需要任何治疗，而其他健康志愿者捐献的粪便中都没有检测出这种耐药菌。随后，研究人员对服用同一个供体来源粪菌胶囊的 12 名患者进行耐药菌检测，结果在 5 名患者的粪便样品中均检测出同一种耐药菌，所幸都没有表现出病症。

从目前的研究来看，粪便菌群移植疗法对溃疡性结肠炎虽然表现出较好的安全性和疗效，但是仍然需要更多更深入的研究，优化供体选择、给药方式等，以找到更具突破性的治疗手段。

人体冷冻带来虚幻的复活希望*

2018 年 6 月下旬，中国新闻网等媒体报道，一名来自山东泰安的 72 岁女性肺癌患者的身体在脑死亡后被冷冻在 –196℃ 的液氮中，患者家属希望她能在未来的某一天复活，这是在中国本土实施的第二例人体冷冻手术。人体冷冻及复活，这一经常在科幻电影和小说中出现的情节，正在被国内外更多的人寄予厚望。不过，冷冻后复活的希望，即使在小白鼠身上也没能实现，就被一些机构用来开展高收费的人体冷冻服务，是科幻还是骗局呢？

一、近六十年的狂想

早在 2015 年，61 岁的女作家、科幻小说《三体》编审之一的杜虹女士罹患胰腺癌被医生宣告死亡后不久，在其家属的同意和安排下，在旁等候的美国阿尔科生命延续基金会的工作人员对杜女士的头部进行了冷冻处理，将其放入液氮容器后，运送到美国洛杉矶存储起来。这是第一个接受人体冷冻手术的中国人，在国内引起了不小的轰动。

大约一年之后，49 岁的山东普通义工展文莲因肺癌在济南去世，之后

---

　　* 本文首发于《南方周末》，原标题为"人体冷冻：科幻还是骗局"，收入本书时略有改动和更新。

她立即接受了山东银丰生命科学研究院为她实施的人体冷冻手术，这是首例在中国本土冷冻并等待复活的"患者"。《科技日报》报道，展文莲人体冷冻的大部分费用来自山东银丰生命科学研究院。2018年6月19日，山东泰安的刘爱慧在泰安市中心医院被宣布临床死亡后，也同样接受了山东银丰生命科学研究院的人体冷冻手术，这是在中国本土实施的第二例人体冷冻手术。

这些人体冷冻手术都必须在医疗机构确认患者临床死亡之后立即实施。人体冷冻的操作过程包括：第一步是抗凝，即向患者身体中注射抗凝剂、抗氧化剂和中枢神经营养剂等药物，防止血液凝固；第二步是灌注，即将大量防冻液注入患者体内，用以置换全身血液，这种防冻液是人体冷冻的关键，可以让人体组织和细胞达到-90℃之后呈玻璃状，减少低温对人体细胞的损伤；第三步是降温，主要利用干冰或液氮等将患者身体的温度迅速降到近-200℃，最后储存在装满液氮的特制容器中。

人体冷冻并非近几年兴起的新鲜事，早在20世纪60年代就有人提出这一疯狂想法。1964年，美国人罗伯特·艾丁格（Robert Ettinger）博士在他的《展望永生》一书中提出，如果将人体冷冻起来，人类将有希望获得永生，或期望未来医疗技术发展能治愈当时无法治愈的疾病。1967年，美国心理学家詹姆斯·贝德福德（James Bedford）博士成为世界上第一例接受人体冷冻手术的人，他的遗体至今仍然保存在美国阿尔科生命延续基金会的实验室中。

1972年，美国阿尔科生命延续基金会正式成立，这一机构从粗糙的小作坊逐渐发展成为美国乃至世界上最大的人体冷冻机构之一。截至2018年5月13日，阿尔科生命延续基金会已冷冻保存157例患者的人体或头部，另有1600多人签署了人体冷冻协议。1976年，人体冷冻概念的提出者罗伯特·艾丁格也发起成立了另一家人体冷冻机构，命名为人体冷冻研究所（Cryonics Institute）。2011年罗伯特·艾丁格逝世后，他本人的身体也被冷冻保存在该研究所。截至2018年6月28日，人体冷冻研究所已冷冻人体或头部 170 例。

俄罗斯、加拿大、澳大利亚、中国等国家也相继成立了人体冷冻机构，不过规模都无法与美国的相比。当然，各个机构的人体冷冻和保存服务价格都比较高，其中阿尔科生命延续基金会对于整个人体的冷冻保存服务最低报价是 20 万美元，头部保存的最低报价是 8 万美元，而且美国之外的患者需要额外支付 1 万～5 万美元。

值得一提的是，美国人体冷冻研究所在其网站上列出了 60 多位科学家支持人体冷冻的联名信，声称人体冷冻是基于科学的尝试。同时该网站还列出了很多人体冷冻相关领域的研究进展。不过，国内外的人体冷冻机构均表示"不承诺复活"，大多数接受人体冷冻服务的患者及家属也对此表示知情和理解。

二、虚无缥缈的希望

如果说人体冷冻技术属于科学范畴，那么，人体冷冻后复活则缺乏可信的科学依据。

低温冷冻技术可以追溯到 200 多年前。1804 年，法国化学家和物理学家约瑟夫·路易斯·盖-吕萨克（Joseph Louis Gay-Lussac）乘坐热气球上升时，发现云中的水滴因体积小在-12℃时也不会结晶。后来又有科学家发现，溶液体积越小，温度下降越快，溶液保持低温不结晶的状态越久，低温下这些溶液呈玻璃化样的固体，这正是低温玻璃化冷冻技术的基础。

1938 年，玻璃化冷冻技术首次被应用于动物精子的冷冻保存。20 世纪 60～70 年代，玻璃化冷冻技术被用于动物胚胎的低温保存。1973 年，首个冷冻胚胎所发育出来的牛犊诞生，这标志着冷冻胚胎技术已日趋成熟。目前低温冷冻技术已被广泛应用于动物繁育领域。

20 世纪 80 年代，低温保存技术也开始用于人类精液、卵母细胞和胚胎的保存，成为一项重要的人类辅助生殖技术，其中冷冻胚胎已为全球的不育家庭带来超过 35 万个健康的婴儿。

在近-200℃的超低温环境下，人类生殖细胞和早期胚胎无疑可以长时间维持发育成生命个体的能力，但是对于低温保存的人体和器官能否复活，则是另一回事。遗憾的是，目前人体冷冻机构所描绘的人体冷冻复活的希望及技术路线，经过近 60 年的发展，即使在实验动物身上也没能实现。

2016 年，日本科学家曾报道过在-20℃保存 30 年的水熊虫被复活了，这些微小的动物还能产卵并成功孵化。最近，另一项进展则是美国的研究人员对兔子的大脑进行的低温冷冻和解冻操作，不过也仅仅证明低温冷冻对兔子大脑微结构没有造成显著的损伤，并没有提及大脑功能能否恢复，后者才是人体大脑冷冻复活的关键。这些研究被热衷于人体冷冻的机构和人员认为是人体冷冻复活的重要进展。不过，水熊虫是结构非常简单的低等动物，而兔大脑冷冻试验仍然处于非常初级的阶段，因此这些研究对于人体冷冻复活的可能性几乎没有什么参考价值。

目前人体冷冻复活技术存在三点几乎无法克服的致命难题：一是已临床死亡的人体或器官是否还具有复活的可能性；二是目前使用的防冻剂等药物和操作流程是否会对人体组织器官造成不可逆的损伤；三是人类神经系统是否能够完全得到恢复。鉴于人体神经系统超级复杂，第三点是人体冷冻复活技术面临的最大难题。尽管还有一些与动物器官低温冷冻相关的研究，但是大多停留在冷冻技术的改进上，都不足以证明长时间低温冷冻的人体或器官能够复活的说法。

这也是人体冷冻服务提供机构最受人诟病的地方，即在动物身上都没有取得可信的试验结果，却开始大肆开展收费的人体冷冻服务。虽然从法律角度来看，很难界定人体冷冻服务是否属于骗局，但是利用患者求生的欲望和家属的亲情，给人们带来成本高昂又虚无缥缈的希望，至少是不道德的。

三、持续不断的争议

人体冷冻复活的概念自诞生以来，争议就一直没有间断。

2015年，加拿大麦吉尔大学的神经科学家迈克尔·亨德里克斯博士在《麻省理工科技评论》（*MIT Technology Review*）上发表了一篇题为"人体冷冻技术的伪科学"的评论文章，从技术层面批评人体冷冻技术是不切实际的伪科学。2016年11月，英国《卫报》在一篇关于人体冷冻的报道中总结，从纯科学角度来看，把你的钱花在你活着的时候会更好。更有媒体指出，将人体冷冻保存在液氮中，不过只是一种另类的遗体安放形式。2004年，美国密歇根州政府甚至投票同意给人体冷冻研究所的人体冷冻保存设施颁发一个墓地执照。

即使冷冻的人体未来真能够实现复活，也会引发更大的伦理争议。生活在几十年前甚至上百年前的人，突然通过冷冻复活"穿越"到未来，其熟悉的亲朋好友可能均已离世，面对陌生而又举目无亲的新环境，这些"冷冻复活人"或许只能孤独地生活，了此残生，复活又有多大意义？更重要的是，如果人类真的能够通过冷冻复活来"逆天改命"，这将彻底打破自然界的生死平衡，人体冷冻可能变成一些有钱人的专享服务，对大多数人类来说，并不一定是好事。

还有一个现实问题，谁来承担患者后续复活和治疗的费用？尽管从技术层面来看，人体冷冻复活的希望极为渺茫，但是也可能无法阻止一些人追求长生不老的梦想坦然面对生死，让自己和亲人活好当下，或许是更为理性的方式。

基因编辑婴儿引发普遍反对[*]

2018 年 11 月 26 日，来自南方科技大学的贺建奎副教授在第二届国际人类基因组编辑峰会召开前一天宣布，基因编辑婴儿露露和娜娜在深圳一家民营医院诞生。研究人员利用 CRISPR/Cas9 基因编辑技术，对受精卵的趋化因子受体 5（CCR5）基因进行修改，希望她们出生后能天然抵抗艾滋病。

这一事件目前已经引起广泛争议，贺建奎也因违反相关法律被判处三年有期徒刑。

一、基因编辑婴儿诞生

CRISPR/Cas9 技术是利用一段能识别特定 DNA 序列的 RNA，引导 Cas9 蛋白对靶标基因进行准确修改的一种最新基因编辑技术。设计和制作 RNA 比蛋白质简单，不仅构建成本得到大幅降低，而且可以精确到单个碱基，同时脱靶效应也得到了极大的改善。在短短两三年时间内，几乎所有常见的微生物、植物和动物，甚至是人类细胞和胚胎，都被基因编辑技术加以遗传改造，展现出各种令人惊喜的前景。

---

* 本文首发于《南方周末》（网络版），原标题为"'世界首例基因编辑婴儿'疑云，引发学术界大量质疑"，收入本书时略有改动。

据贺建奎介绍，他们正是用 CRISPR/Cas9 技术对产生露露和娜娜的受精卵进行基因编辑，即用一根 5 微米、约头发 1/20 粗细的玻璃针，将特定的 RNA 引导序列和剪切酶 Cas9 蛋白注射到尚处于单细胞的受精卵中，再将这种基因编辑的受精卵移植回妈妈子宫内，目前成功诞生一对双胞胎女婴。

贺建奎还介绍称，50 枚人类胚胎基因测序结果显示，未发现脱靶现象；而所有人类的正常胚胎里面，有超过 44% 的胚胎编辑有效。另外，此次基因手术婴儿脐带血的检测结果证明基因手术成功，并未发现脱靶现象。他表示，结果仍然需要时间观察与检验，因此准备了长达 18 年的随访计划。

这次基因编辑的靶标基因为 CCR5 基因。研究表明，艾滋病病毒入侵人体的免疫细胞，除了需要识别一种 CD4 的分子之外，还需要 CCR5 的帮助。如果说免疫细胞表面的 CD4 蛋白是艾滋病病毒入侵免疫细胞的"带路党"，那么 CCR5 就是艾滋病病毒进入免疫细胞的"内奸"和"帮凶"。CCR5 蛋白是一种跨膜蛋白，像一条长蛇一样盘在免疫细胞的细胞膜上，七进七出，连通细胞内外，它的正常功能是结合趋化因子，参与免疫细胞的迁移、增殖和免疫反应。在 CD4 的指引下，艾滋病病毒先锚定免疫细胞，然后哄骗 CCR5 为它在免疫细胞的细胞膜上打开一个小口子，接着病毒乘虚而入，大举侵入细胞内部，开启其感染人体的罪恶历程。

美国洛克菲勒大学的研究人员对有艾滋病病毒抗性的欧洲白人的免疫细胞 CCR5 结构和功能进行了深入分析，发现这些人的 CCR5 基因发生了突变，比正常基因少了 32 个碱基，导致 CCR5 蛋白结构不完整，并且没有生物活性，无法被艾滋病病毒所利用。进一步检测发现，在欧洲白人中，约有 1% 的人拥有纯合的 CCR5 突变基因，即两个等位基因都是突变基因，基本不会感染艾滋病病毒，另外约有 10% 的人拥有杂合的 CCR5 突变基因，即两个等位基因中只有一个突变基因，其感染艾滋病病毒的概率也大大降低。

贺建奎等希望能通过 CCR5 基因的编辑，减少这些基因编辑婴儿感染艾滋病的风险。

二、国内外早有类似的尝试

对人类细胞的胚胎 *CCR5* 基因进行编辑，贺建奎并非第一人。据 2014 年 3 月《新英格兰医学杂志》披露，来自美国宾夕法尼亚大学和美国 Sangamo 生物技术公司的研究人员利用锌指核酸酶（ZFN）技术对艾滋病患者 $CD4^+$ T 细胞中的 *CCR5* 基因进行编辑，并将这些基因编辑 $CD4^+$ T 细胞注射到 12 名艾滋病患者体内，一周后患者血液中的 $CD4^+$ T 细胞大幅度增加，多数患者的人类免疫缺陷病毒（HIV）DNA 水平显著下降，其中有一名患者的血液中检测不到人类免疫缺陷病毒 RNA。

继 2015 年 4 月中山大学黄军就研究员团队首次对人类胚胎进行 CRISPR/Cas9 基因编辑一年之后，广东医科大学附属第三医院范勇博士团队宣布进行了第二例基因编辑人类胚胎，研究人员采用 CRISPR/Cas9 工具，对这些不正常的三原核受精卵中的基因 *CCR5* 进行编辑，共获得 4 个对人类免疫缺陷病毒抵抗力显著增强的突变型胚胎，并在 3 天内对这些胚胎进行了销毁。这项研究引起了国际顶级学术期刊《自然》《科学》以及众多媒体的广泛关注和争议。

2017 年 8 月 2 日，英国《自然》发表一篇人体胚胎基因编辑的论文，该研究由来自美国俄勒冈健康与科学大学、韩国基础科学研究院、美国索尔克生物学研究所和中国深圳国家基因库的科研人员合作，采用正常人的卵子和携带一种与遗传性心脏疾病"肥厚型心肌病"（HCM）有关的基因变异的精子体外受精，产生受精卵，在早期胚胎发育阶段利用 CRISPR/Cas9 基因编辑技术，成功修正了该基因突变。结果证实，可以利用 CRISPR/Cas9 基因编辑技术对人类胚胎的 DNA 进行精准编辑，而且没有出现之前人们担心的脱靶变异。

从国内外研究进展来看，基因编辑婴儿的诞生是迟早的事情，但是如何选择靶标基因，如何遵守科研伦理，政府如何监管，则需要充分论证，必须慎之又慎。

三、学术界普遍反对

贺建奎毕业于中国科学技术大学和美国莱斯大学，曾在斯坦福大学从事博士后研究，2012 年回国加入南方科技大学。他选择在第二届国际人类基因组编辑峰会前夕发布研究进展，成功吸引了媒体和公众的关注，但是学术界更多的是反对和质疑之声。

该研究号称得到深圳和美妇儿科医院医学伦理专家委员会批准，也在中国临床试验注册中心进行了注册登记，但是该研究是否合乎伦理存在巨大争议。浙江大学生命科学研究院教授、畅销书《上帝的手术刀：基因编辑简史》作者王立铭博士表示，该伦理申请的获批让人不解，申请理由竟然有"这将是超越 2010 年获得诺贝尔奖的体外受精技术领域的开创性研究"，更是让人匪夷所思。

针对 CCR5 基因编辑是否能起到抗艾滋病的实际疗效，同时是否存在安全风险，也是一个争议焦点。据《麻省理工科技评论》援引美国阿尔蒂乌斯生物医学科学研究所一名基因编辑专家费奥多·乌尔诺夫（Fyodor Urnov）的话说，"对在不必要的情况下使用基因编辑技术感到遗憾和担忧"。

清华大学医学院教授、全球健康与传染病研究中心和艾滋病综合研究中心主任张林琦在写给公众号"知识分子"的评论中说，"对健康胚胎进行 CCR5 编辑是不理智、不伦理的，我们还没有发现任何中国人的 CCR5 是可以完全缺失的""CCR5 对人体免疫细胞的功能是重要的""现在母婴阻断技术非常有效，高达 98%以上，可以阻止新生儿不被艾滋感染"。

2015 年 12 月，由于中国学者率先对人类胚胎进行基因编辑，美国国家科学院、美国国家医学院在美国华盛顿组织召开了首届国际人类基因组编辑峰会，成立国际人类基因编辑研究委员会，成员包括美国、英国、法国、意大利、加拿大、以色列和中国的 22 位学者。经过激烈讨论，委员会成员一直认为，对于生殖（可遗传）人类基因编辑，应有令人信服的治疗或预防严重疾病、严重残疾的目标，并在严格监管体系下使其应用局限于特殊规范内，允许临床研究试验。同时，任何可遗传生殖基因组编辑应该在充分的持续反复评估和公众参与条件下进行。但是，贺建奎等人催生的基因编辑婴儿研究显然并没有遵循上述约定。

基因编辑婴儿事件曝光后，国家卫生健康委员会、科学技术部、中国科学技术协会、中国工程院等纷纷发表声明表示反对，相关部门也启动了调查。2019 年 12 月底，"基因编辑婴儿"案在深圳市南山区人民法院一审公开宣判。贺建奎等 3 名被告人因共同非法实施以生殖为目的的人类胚胎基因编辑和生殖医疗活动，构成非法行医罪，依法判处被告人贺建奎有期徒刑三年，并处罚金人民币 300 万元。贺建奎终于为其鲁莽行为付出了代价，但是那两位基因编辑婴儿将面临怎样的健康风险，尚未可知。

第二部分 新医药

艾滋病疫苗：离上市还有多远？ *

2017 年 8 月初，国内有媒体报道了美国强生公司一项新艾滋病疫苗的安全性临床试验结果，由于采用"全球首次人类免疫缺陷病毒疫苗临床试验""100%产生了对抗 HIV 的抗体"等说法，其迅速被国内众多媒体转载，引发普遍关注。不过，很快就有专业人士指出，这是对科研成果的过度解读甚至是误读，因为这只是一项很初步的临床试验结果，仅仅证明美国强生公司研发的这种疫苗具有良好的耐受性，并且有一定的免疫应答，但是所产生的抗体能否对抗人类免疫缺陷病毒，对受试志愿者是否能起到较好的保护作用，还需要更多进一步的临床试验证据。

在 30 年艾滋病疫苗研究的历史中，曾经出现过很多类似令人鼓舞的临床研究结果，但是大多数最后都折戟沉沙。面对"狡猾而善变"的艾滋病病毒，科学家不断经历希望、失败、新希望的过程，何时能为我们带来安全有效的艾滋病疫苗呢？

一、屡败屡战

艾滋病又称获得性免疫缺陷综合征。据推测，该病是在 19 世纪末或

---

* 本文首发于《南方周末》，原标题为"艾滋病疫苗离上市还有多远？"，收入本书时略有改动和更新。

20 世纪初出现的，但是直到 1981 年，艾滋病才被美国疾病控制与预防中心确定为一种新的疾病。1984 年，美国国家癌症研究所宣布找到艾滋病的罪魁祸首——HIV，这是一种专门攻击人体免疫系统，使机体丧失免疫能力的逆转录病毒。

由于不健康的性生活、不正规的输血、注射吸毒和母婴传播等，加上艾滋病病毒潜伏期长，艾滋病迅速成为对人类健康造成巨大威胁的全球公共卫生问题。据世界卫生组织数据，目前全球艾滋病病毒携带者约有 3670 万人，每年新增感染者约 200 万人，累计死亡超过 3500 万人。非洲地区受艾滋病影响最为严重，艾滋病病毒携带者超过 2500 万人，南非则是艾滋病病毒携带者最多的国家，超过 680 万人，占南非总人口的 18%，美国约有 120 多万人感染艾滋病病毒，中国的艾滋病病毒携带者约有 60 万。艾滋病给世界各国造成巨大的社会问题和沉重的经济负担，预计到 2031 年，全球每年花在艾滋病治疗和预防上的费用将多达 350 亿美元，是目前的 3 倍。

预防性疫苗研发成为减少艾滋病传播的重要希望，以至于美国卫生与公共服务部在刚刚发现 HIV 不久，就急切地宣布将在两年内研制出艾滋病疫苗。1987 年，美国国立卫生研究院启动了历史上第一个艾滋病疫苗的临床试验，卫生部官员、科学家和公众都很兴奋，大家以为很快就能等到艾滋病疫苗上市，从而消灭艾滋病。

不过之后的 30 年间，全球科学家研发的艾滋病疫苗达 40 多个，在美国临床试验数据库登记已完成的各阶段临床试验就有 200 多次，全球每年用于艾滋病疫苗研发的经费超过 8 亿美元，但是至今仍没有一个艾滋病疫苗达到上市标准。

大多数艾滋病疫苗只是开展了早期临床试验，包括 I 期或 II 期临床试验，主要测试健康人群对这些疫苗的耐受力，就像美国强生公司开展的艾滋病疫苗临床试验一样，只是证明这些疫苗具有较好的耐受性，且没有严重副作用，而疫苗是否有良好的保护效果，即有效性，则需要大规模的 III 期甚至 IV 期临床试验进行评价。

迄今，只有 6 项有效性临床试验得以完成，但是仅有一种艾滋病疫苗证明有一定保护效果。该临床试验是由美国陆军医学研究和物资司令部发起的，所用疫苗为联合疫苗，由两种疫苗组成，一种是由法国赛诺菲-巴斯德（Sanofi-Pasteur）公司开发的 ALVAC 疫苗，用于初次免疫；另一种是由美国瓦克斯根（VaxGen）公司研发的 AIDSVAX 疫苗，用于加强免疫。这两种疫苗在之前进行的独立试验中都不能有效预防 HIV，研究人员希望两种疫苗的联合免疫，能产生较好的保护效果。这个命名为 RV144 的临床试验开始于 2003 年，在泰国招募了 1.6 万多名志愿者，结果显示在免疫一年时，试验组的保护率比未注射疫苗的对照组提高 60% 以上，三年半之后，试验组的保护率只比对照组高出 31%。这是迄今最好的艾滋病疫苗有效性临床试验结果，不过这种预防效果显然不能达到上市标准。

另一项引人瞩目的艾滋病疫苗临床试验 HVTN-505 由美国国家过敏症和传染病研究所于 2009 年发起，采用了与 RV144 不同的策略，即用一种复制缺陷型的重组 5 型腺病毒作为载体，携带多种艾滋病病毒包膜糖蛋白的抗原基因，将携带抗原基因的腺病毒载体对志愿者进行初次免疫，再用一种免疫强化剂使其在体内表达抗原，从而激活抗体产生。该临床试验主要在美国 19 个城市 21 个中心进行，招募了 2500 多名志愿者。结果发现，注射疫苗组感染艾滋病的人数竟然比未注射的对照组要多，而且免疫并没有降低艾滋病感染者体内的病毒载量。2013 年 4 月，研究所宣布停止该临床试验。虽然并没有证据表明，注射这种重组 DNA 疫苗会使受试者感染艾滋病的风险增加，但是该疫苗没有保护效果是不争的事实。

二、知己知彼

艾滋病疫苗的研发如此艰难，主要有几个重要原因。一是艾滋病病毒非常善变，仅其包膜糖蛋白的可能突变形式就达 13 000 种以上，单种或少数几种疫苗很难对付变化莫测的艾滋病病毒；二是艾滋病病毒善于潜伏，一般潜伏期为 8～10 年，病毒感染人体免疫细胞后，会将病毒 DNA 整合到宿主基因组中，很难清除；三是艾滋病病毒只对人类造成伤害，灵长类动物虽然也有类似的病毒猴免疫缺陷病毒（SIV），但是并不发病，很多HIV疫苗在猕猴身上能产生对抗SIV的中和抗体，但是在人体临床试验中却不能诱导产生中和HIV的特异抗体。

这些都是艾滋病病毒自身的特点，艾滋病病毒是已知结构较为复杂的病毒之一。经过30多年的努力，科学家对其分子结构、作用机制、起源历史等可以说是了如指掌。但是，研发艾滋病疫苗最主要的困难还在于，人们对机体如何应对艾滋病病毒的免疫机制还不是很清楚，这也是最近科学家努力的主要方向。

天花、埃博拉等病毒感染人体后，感染者中都会有一定比例的自愈者，但是艾滋病自愈病例极为罕见，而且艾滋病感染者对艾滋病病毒的免疫反应较弱。在感染初期，人体免疫系统只是产生一些非特异抗体，要等到感染数年之后，才能生产特异的中和抗体，但是此时病毒往往已经遍布全身，在众多的免疫细胞中大量繁殖，甚至会找到一些抗体难以抵达的藏身之处躲藏起来，导致这些中和抗体很难彻底清除病毒。

不过，最近有人在艾滋病病毒感染者体内发现少量能中和大多数艾滋病病毒亚型的广谱中和抗体，引起艾滋病研究领域科学家的广泛关注，大家希望能设计出特效疫苗，激发机体大量产生这种广谱中和抗体。2016年9月，一个瑞士苏黎世大学科学家领导的科研团队在《自然-医学》发表文章称，通过对近4500名艾滋病病毒感染者进行深入分析，发现其中有239名患者体内产生了广谱中和抗体，而这些广谱中和抗体含量与病毒载量、密度以及感染时间相关。另外，该研究还发现黑人感染者产生的中和抗体量要显著高于白人，而且不同的病毒亚型也对中和抗体的产生有一定影响。尽管目前所有艾滋病疫苗均未能引发机体产生广谱中和抗体，包括RV144免疫方案和HVTN-505免疫方案，但是这项研究对艾滋病疫苗的研发和免疫方案设计有所帮助。

三、新的希望

尽管 RV144 临床试验没有取得理想效果，但是给研究人员带来了新的希望和启发。

一个由美国国家过敏症和传染病研究所、比尔及梅琳达·盖茨基金会、美国军方 HIV 研究项目、法国赛诺菲公司、美国 HIV 临床网络、瑞士诺华制药公司等机构联合组建的合作组织，在 RV144 临床试验基础上开展了很多改进研究，针对南非常见的艾滋病病毒 C 亚型，对所用疫苗、加强免疫程序进行了多处调整，形成了新的免疫方案。该免疫方案于 2015 年完成了 I/Ⅱa 期临床试验，除了采用免疫效果更好的疫苗，还将免疫时间从半年延长到一年，强化免疫也增加了一次，同时增加一个免疫强化剂，结果显示该免疫方案能引发机体对艾滋病病毒 C 亚型产生免疫反应，效果不低于 RV144。

经过评估，该合作组织于 2016 年底启动了该免疫方案的有效性临床试验，代号为 HVTN 702，计划在南非招募 5400 名志愿者，年龄为 18～35 岁，在一年内接受 5 次免疫注射。研究人员希望通过上述调整，能增加疫苗效价，提高疫苗密度，并延长疫苗作用时间，以期引发更强的免疫反应，产生更多的中和抗体，以提升该免疫方案的免疫效果，至少与 RV144 临床试验中免疫一年时的保护率 60% 相当。不幸的是，该临床试验因为无效于 2020 年 2 月被迫提前终止。

除了这些临床试验，该联合攻关组织还准备了多项新的免疫方案，其安全性临床试验均已陆续开展。例如，美国强生公司所设计的疫苗是一种更新颖的马赛克疫苗，即把两种不同艾滋病病毒亚型的多种抗原集中在一种疫苗上。临床前试验显示，该疫苗可将猕猴单次暴露于艾滋病病毒的感染风险降低 94%，而 6 次暴露后，保护率仍可达 66%。安全性临床试验则表明该疫苗具有良好的耐受性，并能让受试者都产生免疫反应。

　　虽然过去 30 多年的努力证明艾滋病疫苗研发不会一蹴而就，但是随着科学家对艾滋病病毒特点、人体免疫系统与病毒相互作用机制等方面了解得愈发透彻，艾滋病疫苗研制成功的希望越来越大。在此之前，艾滋病疫苗研发的任何重大进展，都值得期待。

癌症疫苗：助力细胞免疫疗法*

在肿瘤微环境里，人体 T 细胞受到肿瘤细胞的"蒙蔽"而放松对肿瘤细胞的监管和清剿，科学家对 T 细胞进行基因改造，增强其识别和击杀肿瘤细胞的能力，催生了一种全新的免疫疗法——嵌合抗原受体 T（CAR-T）细胞疗法，美国食品药品监督管理局已相继批准该疗法治疗急性淋巴细胞白血病和淋巴瘤等血液肿瘤，但是目前该疗法对实体瘤却显得"力不从心"。2019 年 7 月，美国《科学》报道称，美国麻省理工学院的科研团队开发出一种疫苗，可以显著增强 CAR-T 细胞抗实体瘤的能力，有望改写 CAR-T 细胞疗法治疗实体瘤的历史。

一、为什么实体瘤难以治疗？

2017 年 8 月和 10 月，美国食品药品监督管理局接连批准了两例 CAR-T 细胞疗法，适应证分别为 25 岁以下的难治型或复发型 B 细胞急性淋巴细胞白血病，以及成人难治型或易反复的弥漫性大 B 细胞淋巴瘤。不久，这两种新疗法也被欧洲药品管理局批准，从而将广受关注的 CAR-T 细胞疗法推向了风口浪尖。中国和美国的医疗机构竞相开发类似的抗癌产品。

---

* 本文首发于《南方周末》，原标题为"癌症疫苗助力细胞免疫疗法"，收入本书时略有改动和更新。

不过，在各国如火如荼开展临床试验之际，CAR-T 细胞疗法面临一个巨大的窘境，即该疗法似乎只适用于淋巴瘤和白血病等血液肿瘤，对实体瘤的治疗却总是难如人意，而且经常出现一些难以承受的不良反应甚至死亡。

荷兰鹿特丹伊拉斯姆斯大学医学中心的研究人员曾对 12 名转移性肾细胞癌患者进行 CAR-T 治疗，结果有 4 名患者出现严重的肝毒性，即使低剂量注射情况下也难以承受，不得不停止 CAR-T 细胞治疗。美国国家癌症研究所曾报道过一例转移性结肠癌患者接受 CAR-T 细胞治疗后出现严重不良反应并死亡的案例，该患者接受 CAR-T 细胞注射之后不久即出现严重急性肺毒性和多器官衰竭，尽管采取了各种急救措施，但患者 5 天后还是不幸死亡。对 2018 年 6 月之前发表的临床试验论文进行分析表明，全球共有 22 项针对实体瘤的 CAR-T 细胞疗法临床试验，涉及 262 名患者，但是总体缓解率仅为 9%，远低于血液瘤的 70%～94%。目前临床试验显示，CAR-T 细胞疗法只对神经胶质母细胞瘤等极少数实体瘤有不错的疗效，对大多数实体瘤，特别是胃肠道肿瘤基本无效。

为什么实体瘤难以治疗？与白血病和淋巴瘤等血液肿瘤相比，实体瘤具有的以下一些特点，是导致 CAR-T 细胞治疗失效的主要原因。一是实体瘤呈现异质性，即同一种肿瘤细胞可能表达不同的表面抗原，而设计好的 CAR-T 细胞往往只针对一种表面抗原，另外，表面抗原筛选也是一个难题，大多数表面抗原并非肿瘤细胞独有，只是比正常细胞表达量高，这导致 CAR-T 细胞治疗出现严重细胞毒性，无法充分发挥疗效。二是实体瘤组织严密，层层包裹，CAR-T 细胞很难渗透到肿瘤内部，也难以招募一些趋化因子等帮手来协同作战。三是实体瘤微环境存在免疫抑制剂，即实体瘤细胞能分泌一些抑制因子，能让 CAR-T 细胞"缴械投降"，从而阻止 CAR-T 细胞发挥抗癌作用。

由此可见，肿瘤的复杂程度远超人们的想象，但是科学家毫不气馁，不断与肿瘤斗智斗勇，最终发现肿瘤的这些"花招"，并找出破解之法。针对前两个难题，科学家已通过筛选特异性表面抗原，设计高效的新型 CAR-T，或联合使用多种 CAR-T 细胞等措施加以解决，但是如何克服实体瘤内部不利的微环境呢？

二、疫苗提升抗癌活性

针对 CAR-T 在实体瘤内部容易失效的问题，美国麻省理工学院的达雷尔·欧文（Darrell Irvine）教授领导的团队设计了一种特殊的疫苗来增强 CAR-T 细胞的广谱抗癌活性，使其能杀死多种实体瘤的大多数肿瘤细胞，这项研究结果于 2019 年 7 月 12 日在线发表在国际著名学术期刊《科学》上。

这一特殊的疫苗是该研究的亮点，其核心是一种连接有多个多肽结构域的磷脂聚合物，其中一种多肽结构域主要结合血液中无处不在的白蛋白，以便搭乘白蛋白的"便车"，将疫苗快速运送到附近的淋巴结，该结构域还能将疫苗转运至一些免疫细胞内部。另一种多肽结构域则是真正起到疫苗功能的抗原分子，这些抗原在进入辅助性免疫细胞之后能刺激其产生一系列细胞因子，增强 CAR-T 细胞杀伤肿瘤细胞的活性，避免 CAR-T 细胞被肿瘤细胞抑制。理论上，这个抗原可以根据需要重新设计成任意的多肽分子，这为不同癌症设计不同的强化疫苗带来了便利。

为了验证该疫苗能否在体内增强 CAR-T 细胞抗癌活性，研究人员开展了动物体内试验。研究人员首先通过注射癌细胞的方式诱导小鼠体内产生某种肿瘤，如神经胶质母细胞瘤，并将提前设计好的、体外能杀死这种肿瘤的 CAR-T 细胞注射到小鼠体内，接下来多次注射对应这种 CAR-T 细胞的强化疫苗。这种强化疫苗在体外细胞试验中能进入细胞膜并促进 CAR-T 细胞增殖。

疫苗注射之后不久，小鼠体内的 CAR-T 细胞很快大量增殖，普通的 T 细胞则变化不大。CAR-T 细胞的增殖呈现剂量依赖性特点，即高剂量 CAR-T 细胞的增殖效果更强。在先后注射 CAR-T 细胞和强化疫苗的小鼠体内，研究人员发现，其体内能增强 T 细胞效应的细胞因子比单独注射

CAR-T 细胞的小鼠增加了 5～10 倍，而且 CAR-T 细胞在肿瘤内部的数量也增加了 5 倍以上。

更令人感兴趣的是，虽然 CAR-T 细胞不同剂量有所差异，但是强化疫苗均能显著延缓肿瘤细胞生长，并大幅提高肿瘤小鼠的存活率。当单独注射 100 万个 CAR-T 细胞时，所有肿瘤小鼠均在 50 天内死亡，与未注射 CAR-T 细胞对照组相比，没有什么改善。但是与强化疫苗联用之后，超过 60% 的肿瘤小鼠都得以存活 150 天以上，而当 CAR-T 细胞的剂量适量提高时，肿瘤小鼠的存活率甚至可达到 80%。进一步检测发现，这些小鼠的肿瘤区域得到了有效控制甚至缩小。

这种强化疫苗还能使机体表现出长期的免疫记忆，这将有效防止肿瘤复发。研究人员在初始治疗 75 天后，再次将之前注射过的神经胶质母细胞瘤细胞注射到这些存活的小鼠体内，结果这些肿瘤细胞很快被机体清除，并未再次引发肿瘤。大约 50 天后，研究人员再次给这些小鼠注射了与之前稍微不同的肿瘤细胞，如表面抗原不同，这些小鼠仍然能杀死新的肿瘤细胞。

研究人员还针对乳腺和黑色素瘤等不同的实体瘤，以及之前广泛采用的不同 CAR-T 细胞，设计了各种不同的强化疫苗，疗效均与之前的胶质母细胞瘤试验相似，表明这种强化疫苗能显著增强 CAR-T 细胞杀死实体瘤的能力，而且理论上可应用于任何肿瘤和相应的任何 CAR-T 细胞。

为此，《科学》还专门配发评论文章，作者为来自华盛顿大学医学院的免疫学家内森·辛格（Nathan Singh）和宾夕法尼亚大学细胞免疫治疗中心的免疫学家卡尔·朱恩，后者是 CAR-T 细胞治疗的权威专家，主导研发了全球第一个获准上市的 CAR-T 细胞药物。辛格和朱恩评论道，美国麻省理工学院达雷尔·欧文团队这种聪明的疫苗设计，为探索如何更有效和更具创造性地利用 CAR-T 细胞开展新的治疗，特别是实体瘤治疗打开了大门。

三、其他策略也值得期待

除了这项研究，其他一些增强 CAR-T 细胞抗肿瘤活性的研究也值得期待。

2018 年 10 月，《自然-生物技术》报道了美国斯隆-凯特琳癌症中心雷尼尔·布伦蒂安斯（Renier Brentjens）博士团队一项新的研究成果，他们设计了另一种增强 CAR-T 细胞活性的策略，即在设计 CAR-T 细胞的同时，除了转入嵌合抗原受体的基因，还增加一种单链抗体基因，使 CAR-T 细胞能分泌可阻断 PD-1 抗原的单链抗体。

PD-1 抗原是 T 细胞抗肿瘤活性的负调控因子，一旦 T 细胞的 PD-1 抗原被特异单链抗体结合，将阻断肿瘤细胞去抑制 T 细胞，T 细胞的抗肿瘤活性将得以恢复甚至强化。通过小鼠试验，研究人员发现这种新的 CAR-T 细胞在肿瘤内的数量大幅增加，显著提升了肿瘤小鼠的存活率，还表现出长期的保护性，具有防止肿瘤复发的潜力，表明这种新的策略的确能增强 CAR-T 细胞的抗肿瘤活性。

虽然这些研究仍然处于临床前试验阶段，在人体上是否有效尚未可知，但是其临床应用价值非常值得期待。达雷尔·欧文对媒体表示，目前这种强化疫苗的技术已转让给医药公司，期望能在 1～2 年内开展临床试验。一旦获得成功，作为在血液肿瘤治疗领域大放异彩的免疫疗法，CAR-T 细胞疗法将有望在实体瘤治疗上攻城拔寨，为人类战胜更多癌症续写新的篇章。

反义核酸药物：亨廷顿舞蹈症的新希望*

亨廷顿舞蹈症是一种在欧美人群中发病率较高的神经退行性遗传病，因患者身体运动机能不受大脑控制，表现出手舞足蹈等症状而得名。一般初次发病10～15年后，患者最终会因营养不良、痴呆或感染等并发症死亡，而且后代也可能患病。

虽然亨廷顿舞蹈症的研究历史已超过140年，但遗憾的是，至今仍然没有有效的治疗手段。不过，据2018年3月1日在美国加利福尼亚州棕榈泉市召开的第13届亨廷顿病（亨廷顿舞蹈症）治疗年会公布的消息，美国伊奥尼斯制药公司和罗氏公司联合开发的一种反义寡核苷酸新药，有望治疗亨廷顿舞蹈症。

一、大脑中的致命蛋白

其实，这种疾病的症状从中世纪开始就有记载。1872年，一名年轻的美国医生乔治·亨廷顿（George Huntington）首次准确描述了这种疾病的主要症状及遗传特性，因此该疾病被命名为亨廷顿舞蹈症。

流行病调查显示，亨廷顿舞蹈症是一种罕见遗传病。全世界亨廷顿

---

　*　本文首发于《南方周末》，原标题为"让患者停止跳舞　反义寡核苷酸药物有望治疗亨廷顿舞蹈症"，收入本书时略有改动和更新。

舞蹈症的发病率约为每 10 万人中有 2.7 人，其中欧美国家的发病率较高，每 10 万人的发病人数达 5.7 人，美国约有 3 万名患者；亚洲的发病率较低，每 10 万人中仅有 0.4 人，估计中国约有 300 个家庭受到该病的影响。

1993 年，一个由多个研究团队组成的国际联合研究小组历经十多年，成功找到了亨廷顿舞蹈症的致病基因，即亨廷顿基因，该基因位于人类第 4 号染色体的短臂上。这一国际合作研究项目的发起人和协调人为南希·韦克斯勒（Nancy Wexler）教授，她的外祖父、母亲和三个舅舅都罹患亨廷顿舞蹈症，这也促使南希·韦克斯勒加入寻找亨廷顿基因的科学家行列，最终获得成功。

韦克斯勒教授及其他研究小组进一步研究发现，原来正是亨廷顿基因第一外显子有一段不稳定的 CAG 三联核苷酸重复。当 CAG 重复数少于 27 个时，自己和后代都不会患病；如果重复数等于或大于 27 个时，自己及后代都有一定概率患病，特别是重复数等于或大于 40 个时，自己一定会表现出症状，而后代则有 50% 的概率患病。

亨廷顿基因指导合成的亨廷顿蛋白对于大脑发育至关重要。而该基因的 CAG 三联核苷酸对应的氨基酸为谷氨酸，因此基因突变导致患者大脑中的亨廷顿蛋白含有过多的谷氨酸，使得亨廷顿蛋白结构发生变化，变成一种毒蛋白，被称为突变亨廷顿蛋白。这种毒蛋白在大脑中不断堆积，最终引起大脑纹状体和皮质区域的神经退行性病变，这是引发亨廷顿舞蹈症的重要原因之一。

不过，目前尚缺乏能有效治疗亨廷顿舞蹈症的药物，已批准的几种化学药物只能短时间部分缓解患者的舞蹈症状，对其他症状则无能为力，还可能引发一些严重的不良反应。

二、50 年来的重大突破

据 2018 年 3 月 1 日在美国加利福尼亚州棕榈泉市召开的第 13 届亨廷顿病治疗年会公布的消息，美国伊奥尼斯制药公司开发了一种反义寡核苷酸药物 IONIS- HTTRx，并开展了一项治疗亨廷顿舞蹈症的 I 期和 II a 期临床试验。结果显示，该药物不仅安全性较好，而且展现出一些意想不到的疗效。

一个基因并不是直接指导合成蛋白质，而是需要先将信息传递给与基因 DNA 序列互补的信使 RNA（mRNA），再以该 mRNA 为模板来指导蛋白质的合成。由于基因变异，有一些基因会过量表达或表达出有害蛋白，如突变亨廷顿蛋白，容易引发严重的遗传病。早在 50 年前，有科学家就设想，如果利用碱基互补原理，针对某个遗传病的特定基因，设计出一段长度为 5～40 个碱基的寡核苷酸序列，使其与遗传病基因 mRNA 特异结合，导致后者无法指导致病蛋白质的合成，以降低其在体内的水平，则有望治疗一些遗传病，这就是反义寡核苷酸药物。

美国临床试验数据库信息显示，美国伊奥尼斯制药公司开展的这项临床试验开始于 2015 年，到 2017 年底结束。该临床试验项目总共招募了 46 名早期亨廷顿舞蹈症患者，在英国、德国和加拿大的 9 所医院开展了为期近两年的临床试验。志愿者被分成试验组和对照组，其中试验组的患者每隔一个月接受 4 次 IONIS-HTTRx 脊椎注射，每次均增加药物剂量，而对照组只是注射安慰剂。结果显示，在长达 74 周的试验期内，全部受试者均顺利完成了试验，表现出良好的耐受性，没有出现严重的不良反应，一些轻微的不良反应也与药物注射无关。

令人振奋的是，接受两种最高剂量药物注射的受试者脑脊液中突变亨廷顿蛋白水平平均降低了 40%，有一些患者的降低幅度高达 60%。根据临床前试验数据，研究人员预测患者的大脑皮质中的有害蛋白水平下降了 55%～85%，尾状核区域下降 20%～50%。更重要的是，临床前试验表明这些体内有害蛋白的大幅度减少，将带来明显的临床疗效。

领导该项临床试验的英国伦敦大学学院亨廷顿舞蹈症研究中心负责人莎拉·布拉斯里（Sarah Tabrizi）教授对英国一家媒体表示："这项试验的结果对亨廷顿舞蹈症患者和家庭具有突破性重要意义。"英国伦敦大学学院神经科学家约翰·哈迪（John Hardy）教授并未参与此项研究，他对媒体说："我真的认为这可能是过去 50 年来神经退行性疾病的最大突破。"

一直密切关注这一临床试验进展的全球制药巨头罗氏公司则更加兴奋不已。早在 2013 年，罗氏公司就与美国伊奥尼斯制药公司签署合作协议，提前锁定了 IONIS-HTTRx 药物的市场权利。此次临床试验公布后，罗氏公司随即支付给美国伊奥尼斯制药公司 4500 万美元的里程碑许可费，目前美国伊奥尼斯制药公司已累计获得罗氏公司 1 亿美元的前期许可费。如果该药最终完成临床试验并获得新药证书，美国伊奥尼斯制药公司将获得另外 3.35 亿美元的许可费。

目前，罗氏公司已独家接管了 IONIS-HTTRX 药物的后续临床试验，并将其重新命名为 RG6042。罗氏公司已计划在全球开展一项涉及数百名亨廷顿舞蹈症患者的Ⅲ期临床试验，以验证反义寡核苷酸药物 RG6042 的临床疗效和长期安全性，而大多数参与前期临床试验的亨廷顿舞蹈症患者将继续参与后期的试验。

一旦实现商业化，该药有望成为第一个有效治疗亨廷顿舞蹈症的新药。这不仅是亨廷顿舞蹈症患者的福音，对于阿尔茨海默病、帕金森病等其他神经退行性疾病治疗研究也是巨大的鼓舞。

三、更多的反义药物

从 1998 年第一个药物被美国食品药品监督管理局批准上市以来，反义寡核苷酸药物已成为各大生物制药公司争先研发的重要方向，其应用领域也越来越广，包括癌症、罕见遗传病、心血管疾病、代谢性疾病、炎症性疾病和感染性疾病等。

美国临床试验网站数据显示，截至 2018 年 3 月底，共有 50 多项反义寡核苷酸药物的临床试验正在进行，其中包括 25 项Ⅱ期临床试验，以及 9 项Ⅲ期临床试验。预计未来 5 年内，反义寡核苷酸药物的上市将呈井喷式发展。

　　目前已获准上市的反义寡核苷酸药物共有 6 种。美国食品药品监督管理局批准上市的第一个反义寡核苷酸药物是美国伊奥尼斯制药公司与瑞士诺华制药公司联合研发的福米韦生（Fomivirsen），主要用于治疗艾滋病患者并发的巨细胞病毒性视网膜炎。不过由于高效抗逆转录病毒疗法的兴起，巨细胞病毒病例数急剧下降，该药物分别于 2002 年和 2006 年相继在欧洲和美国退市。

　　2016 年，美国食品药品监督管理局接连批准了 3 种反义寡核苷酸药物，包括首个获批治疗杜氏肌营养不良症的药物——Exondys 51，以及首个治疗脊髓性肌萎缩儿童和成人的药物 Spinraza。

　　Spinraza 正是由美国伊奥尼斯制药公司与美国渤健生物技术公司共同研发的，于 2016 年 12 月 23 日获得美国食品药品监督管理局批准上市，2017 年 6 月 1 日获得欧洲药品管理局批准。除了 Spinraza，美国伊奥尼斯制药公司已上市的反义寡核苷酸药物还有 Kynamro，主要治疗纯合家族性高胆固醇血症，作为降脂药物和饮食的辅助药物，于 2013 年被美国食品药品监督管理局批准上市。除此之外，该公司还有两个已完成临床试验、正在进行药品注册的反义寡核苷酸药物，而其他正在开展的临床试验则近 20 项，美国伊奥尼斯制药公司无疑成为全球最重要的反义寡核苷酸药物研发企业。

　　随着这些临床研究的深入，将会有更多的反义寡核苷酸药物获得上市批准，并在各种疑难疾病治疗上发挥越来越重要的作用。

康复者血清：战胜致命传染病的新武器*

电影《战狼2》自上映以来，一直在创造奇迹，票房最终突破56亿元人民币，创下中国票房新高峰。紧凑的剧情、火爆的场面、精良的制作都是《战狼2》获得空前成功的重要原因。剧中非洲小女孩帕莎是推动故事发展的重要人物，她是感染"拉曼拉"病毒（电影中虚拟的一种病毒）后自行痊愈的康复者，医生从她的血清中检测到可以中和"拉曼拉"病毒的抗体，这种抗体是终结这场传染病的希望，帕莎因此成为主人公冷锋保护和叛军争夺的对象。当然，"拉曼拉"是电影中虚构的一种瘟疫，那么现实中那些感染致命病毒后得以痊愈的幸存者有什么用呢？

一、直接救治危重患者

电影《战狼2》中，冷锋在保护帕莎撤退时，误闯"拉曼拉"疫区而感染病毒，命悬一线，后来被同行的援非医生瑞秋救活。虽然电影中没有说明，但是有观众推测瑞秋医生应该是抽取帕莎身上含有"拉曼拉"抗体的血浆或血清，注射到冷锋身上，救了冷锋一命。当然这些情节只是编剧为了剧情需要而创作的，不过现实中这种康复者血清疗法的确真实存在，

---

* 本文首发于《南方周末》，原标题为"《战狼2》中的自愈活体有多重要？"，收入本书时略有改动和更新。

而且在一些重大疫情发生时曾救治过不少患者的生命。

康复者血清疗法的历史可以追溯到 19 世纪 90 年代。当时白喉是威胁欧美儿童健康的主要杀手之一，死亡率高达 10% 以上，德国生理学家埃米尔·冯·贝林（Emil Adolf von Behring）及其同事提取感染白喉棒状杆菌的动物血清或康复期患者的血清后，注射到白喉患者体内，很多患者得以痊愈，1901 年贝林也因为发明血清疗法而获得第一届诺贝尔生理学或医学奖。

最早有完整记录的关于康复者血清疗法是在 1917～1919 年西班牙流感疫情暴发时期。由于没有针对流感的疫苗或药物，一些敢于冒险的医生开始使用那些感染流感后得以痊愈的患者血液或血清，去治疗病情危重又无计可施的感染者，取得了一定疗效。

科学家发现，这些免疫动物血清或康复期患者血清中含有能中和致病微生物或其毒素的抗体，即当致病微生物入侵机体后，机体免疫系统会产生一些抗体，这些抗体能特异结合入侵的致病微生物或毒素，借助机体免疫系统，将入侵者清除出体外，达到治疗传染病的目的。这一方法由此成为对付瘟疫的备选治疗方案，直到现在仍在小范围使用。最近，康复者血清疗法在严重急性呼吸综合征（SARS）、H5N1 禽流感、H1N1 甲型流感、埃博拉及新型冠状病毒肺炎等重大突发传染病疫情中都有使用。

2013 年 12 月～2016 年 4 月，埃博拉疫情在西非三个国家大规模暴发，最终造成 2.8 万多人感染，1.1 万多人因此死亡，成为近几十年来破坏性最严重的全球性疫情。2016 年 3 月，世界卫生组织宣布埃博拉疫情得到有效控制，决定解除紧急状态。不过，2017 年 5 月，埃博拉病毒在位于非洲中部的刚果民主共和国再次出现，好在有之前的防控经验，在世界卫生组织的指导下，不到两个月，此次疫情很快得到有效控制，只有最初感染的 3 人死亡。

在西非埃博拉病毒肆虐之际，埃博拉疫苗和特效药物均处于研发阶段，因此康复者血清疗法被世界卫生组织选为优先考虑的埃博拉治疗方法。但是大多数成功的血清疗法成功案例均是针对个别患者或小范围的临床治疗，而 2016 年 1 月，《新英格兰医学杂志》公布在几内亚进行的一项大规模临床试验结果显示，接受血清疗法的试验组死亡率为 31%，没有严重的副作用，而接受维持疗法的对照组死亡率为 38%，如果剔除年龄等因素，试验组死亡率只比对照组降低 3%，因此研究人员认为血清疗法并不能显著降低埃博拉病毒感染者的死亡率。

由于这项临床研究是在疫情发生时进行的，所以无法进行严谨的临床试验设计和操作，临床疗效受到很多因素的限制，比如康复患者血清收集时间、中和抗体剂量、给药时间和次数等，这些因素在疫情暴发时很难控制。除此之外，血清疗法还存在传播其他疫病、引发严重副作用等风险，只能作为重大疫情暴发时的应急之策，对付这些重大传染病，还必须尽快开发有效的疫苗或药物，以防疫情再次肆虐。

二、设计特效疫苗

开发疫苗是预防埃博拉等传染病暴发的优先举措，但是埃博拉病毒最初主要在非洲小范围流行，非洲国家科研力量薄弱，疫苗和药物研发相对滞后，直到 2013～2016 年在西非大规模暴发，埃博拉疫苗和药物开发才受到国际社会的重视。

早在 20 世纪末，科学家发现埃博拉感染者得以康复的关键是体内自然产生了可中和埃博拉病毒的抗体，因此找到这些中和抗体与埃博拉病毒结合的位点至关重要。之后科学家对埃博拉病毒的结构进行分析，发现该病毒和一种跨膜糖蛋白会引发机体产生特异的中和抗体。

2008 年，美国斯克里普斯研究所（The Scripps Research Institute）的研究人员解析了埃博拉病毒的晶体结构，发现这种跨膜糖蛋白是由两个亚单位组成的一个三聚体立体结构，同时研究人员从一名 1995 年扎伊尔共和国埃博拉疫情中康复的幸存者体内分离出一种单克隆抗体，用这一抗体确认了跨膜糖蛋白三聚体中有一段抗原表位是埃博拉病毒入侵细胞的关键，也是引发病毒感染者体内产生中和抗体的主要部位。这种对病毒结构及与康复患者中和抗体互作的精细分析，是疫苗设计的重要步骤。

最近几年，美国、中国、俄罗斯等国家相继研发出多种针对不同亚型埃博拉病毒的疫苗，大多招募了一批身体健康的志愿者，开展了Ⅰ/Ⅱ期临床试验，结果显示这些疫苗有较好的耐受性，也没有发生严重的副作用。2017年5月，美国《传染病杂志》公布了加拿大戴豪斯大学主持开展的一项为期6个月的埃博拉疫苗Ⅲ期临床试验的安全数据，受试者包括1194名身体健康的志愿者，结果也显示该疫苗耐受性良好。

不过，这些疫苗均处于研发早期，而且都只能对付一种埃博拉病毒亚型。由于人们很难预测哪一种病毒亚型会引发下一次疫情，以及会出现什么样的新亚型，因此研发能产生广谱中和抗体的疫苗显得尤为重要。2017年5月18日，美国《细胞》杂志报道，美国马里兰大学等机构的研究人员进一步分析了不同埃博拉病毒亚型的跨膜糖蛋白，发现它们都有一个相对保守的特殊结构，而这一结构对病毒入侵细胞和复制至关重要，也能引发机体产生中和抗体。于是他们用这一特殊结构免疫猕猴，从猕猴体内可分离出一种能中和多种埃博拉病毒亚型的单克隆抗体。攻毒试验显示，这个来自猕猴的单克隆抗体同样对感染多种埃博拉病毒的小鼠、小型猪和雪貂起到良好的保护作用。这项研究既对新型埃博拉疫苗的设计和研发很有启示，筛选出的广谱中和抗体也有望用于开发治疗埃博拉感染者的特效新药。

三、筛选治疗性抗体

除了研发疫苗，科学家还发现，对康复期患者体内所含的中和抗体进行深入研究，可以找到治疗传染病的特效药物，要比血清疗法更安全、更有效。

2017年5月18日，美国《细胞》杂志还报道了另一项埃博拉病毒广谱中和抗体的研究成果。该论文是由来自美国爱因斯坦医学院、美国陆军传染病医学研究所等机构的研究人员完成的。他们之前用一名 2014 年感染埃博拉病毒的幸存者的血清建立了一个埃博拉病毒广谱中和抗体库，含有300 多个与埃博拉病毒相关的单克隆抗体。与马里兰大学的研究人员一样，这项研究的研究人员也利用不同埃博拉病毒变异体的保守结构，筛选出针对埃博拉病毒这一特殊结构的两个单克隆抗体，这些抗体能与病毒跨膜糖蛋白的特殊结构特异结合，阻止病毒入侵细胞和复制，并将其清除出体内。随后，研究人员还进行了动物攻毒试验，分别用致死剂量的三种最主要埃博拉病毒亚型去感染小鼠和雪貂，再给这些动物注射一定剂量的上述抗体。结果显示，这两个单克隆抗体均能有效保护受试动物，其中对小鼠的保护率可达 95% 以上，对雪貂的保护率也能达到 50%～75%。

其实，广谱中和抗体已成为国际埃博拉药物研发的焦点。2016 年 1 月，《细胞》刊登了美国范德堡大学等机构的研究论文，研究人员利用 2007 年在乌干达埃博拉疫情中康复的幸存者提供的免疫细胞，筛选出多种分别中和不同埃博拉病毒亚型的单克隆抗体，以及一种同时可以中和多种病毒亚型的单克隆抗体。同年 3 月，《科学》报道称，瑞士与美国的科学家合作，从一名 1995 年扎伊尔共和国埃博拉疫情中幸存的志愿者体内分离出两种单克隆抗体，可以对抗多种埃博拉病毒亚型。

尽管这些研究为埃博拉防治带来新的希望，但是人们也不能过于乐观，因为这些研究均处于临床前试验阶段，后续临床试验效果还有待观察。比如，加拿大国家微生物实验室和美国陆军传染病医学研究所合作开发的一种埃博拉病毒抗体药物 ZMapp，由 3 种人鼠嵌合单克隆抗体组成，猕猴攻毒试验显示，这一抗体药物可中和多种不同病毒亚型，对受试猕猴的保护率可达 100%，但是 2016 年 10 月公布在《新英格兰医学杂志》上的临床试验结果显示，在 71 名有效的志愿者中，对照组 35 人，采用标准治疗方法，试验期死亡率为 37%，而试验组 36 人，采用标准治疗方法加上 ZMapp治疗，死亡率降为 22%。虽然 ZMapp 治疗比标准治疗的死亡率减少了 15个百分点，但与动物实验的结果还是有比较大的差距。

　　由此可见，药物开发之路艰辛漫长，但是那些千千万万经过瘟疫洗礼的幸存者，就像《战狼2》中的孤胆英雄冷锋一样，依靠自身强大的免疫系统和医生的帮助，最终都将战胜对手，不仅能为身处瘟疫绝境中的人们树立榜样，也能为科学家研发救命药物提供巨大的帮助。

单抗鸡尾酒：全球首个埃博拉抗体药物[*]

2020 年 10 月 14 日，美国食品药品监督管理局正式批准了再生元公司开发的鸡尾酒抗体药物 Inmazeb，用于治疗由扎伊尔型埃博拉病毒引起的致命感染。这也是全球首个治疗埃博拉病毒感染的药物，为新型冠状病毒肺炎、艾滋病等病毒感染的治疗带来了新的希望。

一、全球合作抗疫典范

埃博拉病毒引发的烈性传染病致死率高达 90%以上。1976 年，该病毒首次在非洲苏丹和扎伊尔共和国（现刚果民主共和国）的埃博拉河附近被发现，2002 年被正式命名为埃博拉病毒。目前，该病毒已知的种类有 5 种。2013 年 12 月到 2016 年 4 月，扎伊尔型埃博拉病毒引起的疫情在西非三个国家大规模暴发，最终造成 2.8 万多人感染，1.1 万多人死亡，成为过去几十年全球破坏性最严重的疫情之一。之后，在非洲地区仍然不时有疫情暴发。2020 年 6 月，刚果民主共和国东部再次暴发埃博拉疫情，自 2018 年以来，该国感染者中已死亡 2000 多人。

为了研究埃博拉预防和治疗药物，在世界卫生组织的积极组织和协调

---

* 本文首发于《南方周末》（网络版），原标题为"单克隆抗体再显身手，首个埃博拉药物获批"，收入本书时略有改动和更新。

下，美国国立卫生研究院国家过敏症和传染病研究所及刚果民主共和国金沙萨国家生物医学研究所共同发起和资助了 PALM 研究计划（Pamoja Tulinde Maisha，在东非地区斯瓦希里语中意为"共同拯救生命"）。该研究计划实际上是一项针对埃博拉病毒的多种药物联合临床试验，受到刚果民主共和国金沙萨国家生物医学研究所、刚果民主共和国卫生部，以及国际医疗行动联盟（ALIMA）、国际医疗队（IMC）和无国界医生组织（MSF）三家医疗人道主义组织的共同监督。

《新英格兰医学杂志》报道，从 2018 年 11 月 20 日至 2019 年 8 月 9 日，该临床研究共招募 681 名埃博拉患者作为志愿者，将志愿者随机分为 4 组，分别接受 4 种药物的治疗。对照组患者接受 ZMapp 治疗。ZMapp 是 3 种单克隆抗体鸡尾酒药物，其中两种抗体由加拿大公共卫生署的国家微生物学实验室研发，另一种由美国陆军传染病医学研究所研发，该药物在前期临床试验中安全性良好，但对降低患者死亡率的效果并不显著，因此在此次临床试验中作为对照。

三个试验组分别接受广谱抗病毒药物瑞德西韦、单克隆抗体药物 mAb114 以及再生元公司开发的三种单克隆抗体鸡尾酒药物 REGN-EB3（商品名 Inmazeb）治疗，均为静脉给药。美国吉利德公司的瑞德西韦是一种小分子的核苷酸类似物，具有 RNA 聚合酶抑制剂的功能。mAb114 是从一名 1995 年埃博拉病毒感染康复者的血清中分离出的单克隆抗体，是由瑞士、美国和刚果民主共和国的研究人员共同研发出来的。REGN-EB3 则是再生元公司利用其自有的基因工程小鼠平台，由研发出的三种全人源单克隆抗体混合而成。

在给药 28 天后，ZMapp 对照组的死亡率约为 50%，瑞德西韦试验组的死亡率比对照组略高，达 53%，而 mAb114 试验组和 REGN-EB3 试验组的死亡率则显著降低，分别降至 35% 和 33%。在病毒载量较低的感染早期开展治疗，mAb114 和 REGN-EB3 疗效更佳，死亡率均可降至 10% 左右，而 Zmapp 对照组和瑞德西韦试验组死亡率也分别降至 25% 和 29%，显示越早接受治疗，疗效越好。

可见，三抗体鸡尾酒药物 REGN-EB3 和单抗体药物 mAb114 展现出令人惊喜的疗效，而且均表现出较好的安全性。在此次临床试验中，共报告29 种不良反应可能与药物注射相关，包括腹泻、发热、腹痛、头痛和呕吐等，不过这些不良反应本来就在埃博拉患者身上出现，难以归因于抗体药物的作用。

基于上述临床试验结果，2020 年 10 月 14 日，美国食品药品监督管理局正式批准了再生元公司开发的三抗体鸡尾酒药物 Inmazeb（即 REGN-EB3），用于治疗由扎伊尔型埃博拉病毒引起的感染，成为全球第一个获准治疗埃博拉病毒感染的药物。不到两个月后，另一种疗效显著的单克隆抗体药物 mAb114 也被批准用于治疗埃博拉病毒感染，该药物已于 2019 年 5 月获得"孤儿药"资格。

值得一提的是，原本被寄予厚望的瑞德西韦治疗埃博拉的疗效令人失望，不过却在对抗新型冠状病毒肺炎中获得"重生"。在 2020 年上半年启动的一项临床试验中，瑞德西韦虽然未能显著改善危重症新型冠状病毒肺炎患者的死亡率，但可将新型冠状病毒肺炎住院患者的康复时间从 15 天缩短至 10 天。2020 年 10 月 22 日，该药物被美国食品药品监督管理局正式批准上市。除此之外，瑞德西韦还被全球 70 多个国家和地区用于新型冠状病毒肺炎的紧急治疗。不过，世界卫生组织协调开展的全球联合临床试验表明，该药物对新型冠状病毒肺炎没有显著疗效。

二、源自基因工程小鼠

Inmazeb 的成功上市，代表着再生元公司基因工程小鼠平台的再次成功，也将催生更多的单克隆抗体药物，为艾滋病、新型冠状病毒肺炎等重大疾病治疗带来新的希望。

单克隆抗体药物在治疗癌症、自身免疫性疾病等方面展现出巨大的优势，已成为生物制药领域发展最快的药物。截至目前，全球已有 100 种以

上的单克隆抗体药物被批准上市，全球单克隆抗体药物产值也超过 1000
亿美元。

单克隆抗体分子由两条抗体轻链和两条抗体重链组成，轻链和重链都
包括可变区和恒定区，可变区主要负责与抗原结合，是抗体的主要功能区。
单克隆抗体最早是通过骨髓瘤细胞和 B 细胞融合而成的杂交瘤细胞获得
的，属于鼠源单克隆抗体，注射到人体容易引发严重的副作用。经过人源
化处理，可将鼠源单抗改造成人源抗体，不过这一过程较为烦琐复杂，因
此科学家一直在努力研制基因工程小鼠，将人的免疫球蛋白基因转移到小
鼠基因组中，替换小鼠自身的免疫球蛋白基因。这种基因工程小鼠经免疫
后，即可直接产生人源化或全人源单克隆抗体，大大缩短治疗性单克隆抗
体的研发时间。

从 2003 年开始，再生元公司的研究人员即开发出了一种可高通量自
动化改造小鼠基因组的技术，可以将 10 万个碱基以上的人免疫球蛋白基
因片段替换小鼠基因组上的相应区域。随后，研究人员利用这一技术将人
免疫球蛋白全部可变区基因转入小鼠基因组中，培育出基因工程小鼠，可
以针对任何病原微生物或抗原产生全人源的单克隆抗体。

三、研发更多单克隆抗体

利用这一平台，目前再生元公司独立或与其他公司合作研制的 10 多种
单克隆抗体药物或抗体鸡尾酒药物已进入临床试验阶段，其中已有 5 种抗
体药物获准上市。除了抗埃博拉药物之外，这些批准上市的抗体药物的适
应证包括高胆固醇血症、过敏性皮炎、哮喘、皮肤鳞状细胞癌和类风湿性
关节炎等，显示了单克隆抗体药物广阔的应用前景。

再生元公司利用基因工程小鼠平台研制出的依维苏单抗（Evinacumab）
也已完成临床试验，其适应证为纯合子家族性高胆固醇血症（HoFH），该
病是一种罕见的遗传病，目前美国约有 1300 例患者。《新英格兰医学杂志》
公布的一项Ⅲ期临床试验结果显示，注射依维苏单抗 24 周后，试验组患者

的低密度脂蛋白（LDL）胆固醇水平平均降低约一半，接近正常水平，而安慰剂组则略有上升。目前，美国食品药品监督管理局正在对该抗体药物进行快速审查，欧洲药品管理局也在对该药进行快速审批。

值得关注的是，再生元公司利用基因工程小鼠平台还研发出两种针对新型冠状病毒肺炎的单克隆抗体 REGN-COV2。根据《新英格兰医学杂志》公布的一项涉及 275 名新型冠状病毒肺炎患者的临床试验结果，REGN-COV2 可显著减少患者体内的病毒载量，缩短非住院患者症状缓解的时间，甚至减少患者就诊的次数。目前该抗体鸡尾酒药物已进入多项Ⅲ期临床试验。其中一项Ⅲ期预防临床研究将在约 100 个中心进行，正在美国招募约 2000 名健康的志愿者，另一项Ⅱ/Ⅲ期临床试验将招募约 1850 名住院患者和 1050 名非住院患者，正在美国、巴西、墨西哥和智利的 150 个中心开展。为了加快该药物的审批，再生元公司已向美国食品药品监督管理局申请了 REGN-COV2 的紧急使用授权。

单克隆抗体在治疗埃博拉、新型冠状病毒肺炎等病毒性传染病方面展现出较强的疗效，为病毒传染病治疗提供了新选择。不过，有限的产能和高昂的成本仍然是制约抗体药物发挥最大作用的重要因素，还需要全球政府、企业和科学界共同努力。

人造血液制品：危急时刻可救命*

　　科学家一直在努力研制人造血液，替代血液的某些或全部功能，以解决长期以来的血液制品短缺问题。不过，这种看似简单的红色黏稠液体并不能轻易被模仿，更别说被超越了。好在科学家越挫越勇，并且得益于一些新科技的加入，或许很快就能破解这一重大医学难题。

一、即溶型人造血液干粉有创意

　　血液最重要的功能是运输氧气，而运输氧气的载体则是红细胞中的血红蛋白，因此人造血液的主要思路正是研发出能运输氧气的替代载体。2016年12月3日，美国圣路易斯华盛顿大学研究人员在第58届美国血液学会年会上宣布，他们研制出一种新的人工血液，不仅能模仿红细胞运输氧气，还能被冷冻干燥后制成干粉，可储存一年以上，就像速溶咖啡一样，只要用水溶解，就可以立即给患者注射使用这种即溶型人造血液干粉。

　　这是一项非常有创意的发明。要知道，一般人血的储存时间只有40天左右，而且从冷藏室取出数小时内必须使用，新鲜血液难以储存限制了其使用范围，也造成血液制品难以在战场等特殊环境中使用。美国哥伦比亚广播公司新闻网报道，战争中约70%的战士死于失血性休克，另外，美

　　* 本文首发于《南方周末》，原标题为"人造血液何时替代人血？"，收入本书时略有改动。

国每年约有两万名严重创伤患者因失血过多死于前往急救中心的路上。一旦这种即溶型人造血液临床试验成功，将能在战争或自然灾害中大规模应用，同时也能为一些急救患者争取宝贵的治疗时间。

当然，这项发明的主要创新点还在于运输氧气的载体，研究人员利用一种人工合成的纳米材料将人血红蛋白包裹起来，形成一种人造红细胞，只有正常红细胞大小的 2%。其中血红蛋白负责结合氧气和释放氧气，而包裹在外面的人造纳米聚合物外衣则能对体内酸碱环境做出反应，协助血红蛋白在肺脏内高 pH 环境下结合氧气，在其他组织器官的低 pH 环境下则释放氧气。同时，该纳米材料还具有免疫沉默的功能，不容易被机体免疫系统清除，从而不易产生其他类似产品经常引发的心脏病等严重副作用。

目前，该研究团队已经完成了临床前试验，证明这种人造血液能在体内正常结合和释放氧气。研究人员将实验大鼠的血液抽掉 40%，注入这种人造红细胞后，处于昏迷的大鼠苏醒过来。进一步观察发现，相比只注射生理盐水的对照组，注射人造红细胞的大鼠的主要血液指标均得到了显著改善，也观察到氧气运输趋于正常。这无疑让人们看到了这种即溶型人造血液救治出血性休克患者的希望。

作为主要研究人员，多科特教授表示，这种即溶型人造血液便于携带，易于储存，不过它并不能完全替代人血，主要是因为这种人造血液在血液循环中存留的时间较短，平均只有 8～12 个小时，远远低于正常红细胞在体内的存活期。目前该研究团队也在进一步提升人造血液的存活期，但是可能很难达到正常红细胞的存活时间。如果临床试验能证明其能救治那些因大量失血而昏迷的受伤者，这种即溶型人造血液将在战争或急救中发挥重要作用，降低患者在送往医院途中的死亡率。对于临床应用前景，多科特教授则比较谨慎，他们正在申请临床试验，如果临床试验顺利，预计这种即溶型人造血液将在未来十年之内大规模应用于临床。

二、干细胞人造血液即将用于临床

利用干细胞治疗人类疾病，已经成为生命健康研究领域的热点，在研制人造血液的过程中，科学家自然不会忘了几乎"无所不能"的干细胞。

十多年以来，多国科学家各显其能，利用人的造血干细胞、胚胎干细胞和诱导多能干细胞技术大规模培养出具有结合氧气功能的红细胞，希望有朝一日研制出可替代正常红细胞的人造血液。从众多前期研究来看，利用干细胞技术在体外大规模培养具有正常功能的红细胞并非难事，但是普遍缺乏有效的临床试验，以验证这些人工培养的红细胞能否在体内发挥结合和释放氧气的功能。

2011 年，法国巴黎第六大学的研究人员从外周血提取造血干细胞，再利用造血干细胞在实验室大规模培养出红细胞，并将这种人工培养的红细胞注射到志愿者体内，大约注射了 100 亿个人造红细胞，不过只相当于 2 毫升人血。研究人员发现，它们在人体内的半衰期为 26 天，与正常红细胞相近，这也是世界上首次对人工培养的红细胞开展的临床试验。

2015 年 6 月，英国国家医疗服务中心对外宣布，将在 2017 年开启人造红细胞临床试验。这些人造红细胞也是由造血干细胞在实验室分化培养出来的，而造血干细胞则是从孕妇捐献的脐带血或正常人捐献的骨髓中分离得到的。该研究机构计划通过临床试验，比较人造红细胞与正常红细胞在人体内的存活时间、运输氧气功能等差异。研究人员希望这些人造红细胞能用于治疗镰状细胞贫血、地中海贫血等需要长期输血的病症，并最终能用于急救输血。

这种干细胞人造红细胞有一个显著的优势就是不会携带艾滋病、乙肝等病毒，但是造血干细胞和胚胎干细胞都需要正常的捐献者，而且提取程序均较为复杂，往往需要手术，容易产生免疫兼容性问题和感染风险，而近几年发展起来的诱导多能干细胞技术则有望更好地解决这些问题。

英国《每日电讯报》报道，苏格兰国家输血服务中心和英国爱丁堡大学的研究团队利用诱导多能干细胞技术培养出人造红细胞，他们也计划在 2017 年初对 3 名地中海贫血患者开展临床试验，前期将向患者体内注射约 5 毫升的人造红细胞，以观察这种人造红细胞在体内的存活时间，以及是否具有氧气运输的正常功能。如果最终临床试验成功，通过这种干细胞技术生产的 O 型人造血液将有望帮助几乎所有需要输血的患者。

三、牛血红蛋白捷足先登

除了上述两项前沿研究，更多的研发机构聚焦于全氟化碳和血红蛋白上。

全氟化碳是一种无色、稳定的液体。20 世纪 60 年代，有科学家发现全氟化碳液体能结合大量的氧气，可达全氟化碳液体体积的 40%~50%，甚至比正常血液携带氧气的能力都强。临床试验发现，全氟化碳虽然具有较强的运输氧气的能力，但是往往会产生严重的副作用，这导致大多数全氟化碳人造血液产品最终均告失败。

天然血红蛋白则是人造血液最主要的材料，既包括人源的血红蛋白，也包括牛源的血红蛋白，其中美国一家医药公司开发的一款牛源血红蛋白人造血液产品"血纯"（Hemopure）成为少数被批准临床应用的产品。研究人员首先利用专利纯化技术从牛血中得到高纯度、无病原微生物的牛血红蛋白，再用戊二醛进行聚合，以提升这种人造血液的性能，并降低其副作用。截至 2019 年 10 月，该产品已在美国、南非与欧洲等多个国家和地区开展一系列临床试验和临床应用，接受治疗的患者超过 1700 人。这些临床试验和应用结果显示，该产品的常温保存期在 3 年以上，与各种血型都具有较高的相容性，运输氧气的能力也并不比正常血液差，严重不良反应发生率与正常输血相当，非严重不良反应则比正常输血略高。

作为人造血液产品，"血纯"早在 2001 年就被南非政府批准用于外科贫血，这主要归因于南非是艾滋病发病率最高的地区之一，联合国艾滋病规划署的数据显示，2015 年南非的艾滋病病毒携带者达 700 万人，占人口总数的 13% 左右，献血存在较高的风险，因此利用人造血液替代人血可能是更好的选择。

考虑到"血纯"仍然有一些副作用，而且存在疯牛病等动物源病毒感染风险，美国食品药品监督管理局还没有批准该产品。不过，美国海军医学研究中心等研究机构看好"血纯"的应用前景，计划在美国开展治疗致命性严重贫血的临床试验，以推动该产品在美国上市。

尽管应用前景巨大，但这些人造血液产品还面临一些共同的问题，除了安全性和疗效有待临床试验验证之外，目前生产规模仍需大幅提高，生产成本有待大幅降低，才能满足未来对人造血液的需求。当然，科学家解决这些技术难题只是时间问题，或许十年以后人造血液将在急救手术、血液病治疗等方面得到广泛应用。

重组抗凝血酶：羊奶中的抗血栓药物*

子痫前期是妊娠期较为常见的一种疾病，严重时甚至会危及孕妇和胎儿的生命，目前唯一有效的治疗方法就是提前终止妊娠。科学家发现，一种存在于人的血液中的酶可能对子痫前期有较好的治疗效果，如果能规模化生产，有望成为治疗子痫前期的新药，对于很多患者及家庭来说，无疑是巨大的福音。

一、子痫前期与抗凝血酶

子痫前期属于妊娠期高血压疾病的 5 种类型之一，表现为妊娠 20 周以后出现高血压、蛋白尿等症状。重度子痫前期则会表现出严重高血压、休克、水肿、红细胞和血小板异常、肝肾功能障碍等症状，是导致孕产妇和围产儿死亡的主要原因之一。子痫前期的全球发病率为 5%～8%，一般发展中国家的发病率较高。在美国，每年有超过 20 万的孕妇受到子痫前期的影响。《美国围产期学杂志》的一项研究表明，过去 20 年，美国的子痫前期发病率提高了 61%，这种增长速度甚至超过了糖尿病、肥胖症、阿尔茨海默病等疾病的发病率。子痫前期也被列为美国孕妇致死的六大因素之一，每年造成社会损失超过 70 亿美元。

---

* 本文首发于《科学画报》，原标题为"基因工程制药领头羊"，收入本书时略有改动。

　　尽管科学家开展了很多研究，但是子痫前期的致病机理还不是很清楚，可能涉及母体、胎盘和胎儿等多种因素。目前已知遗传因素、营养因素、血管问题和免疫调节功能异常与子痫前期有关，但是没有任何单一因素能够解释所有子痫前期的发病机制。据临床观察，头胎、多胞胎、高龄、肥胖或有高血压、糖尿病史的孕妇患上子痫前期的风险较高。

　　对于子痫前期的治疗，主要是通过给予患者一些降压药、利尿剂、镇静剂和慢性肠外硫酸镁等，短期缓解相关症状，以尽量延长妊娠时间直至可安全分娩。提前分娩是目前唯一有效的子痫前期治疗方法，但是有些早产儿可能会因呼吸困难、颅内出血等，出生没几天就死亡，幸运活下来的早产儿也可能患上一些伴随一生的疾病，而且提前分娩也会给产妇带来一些严重的副作用。

　　值得注意的是，很多子痫前期患者都被观察到血液指标的一些变化，比如血小板失活或减少、红细胞异常，以及容易形成血栓等。子痫前期患者易出现血栓栓塞，与体内抗凝血酶、纤维蛋白原等含量显著减少有关。这一现象给子痫前期的治疗带来了希望。科学家设想，如果采用抗凝血酶替代疗法，也就是通过注射抗凝血酶，人为地增加子痫前期患者血液中的抗凝血酶水平，有望改善子痫前期高血压等关键症状，从而达到治疗子痫前期的目的。

　　抗凝血酶来源于人的肝脏，是人的血液中一种复杂的糖蛋白，也是最重要的抗凝血因子，在血浆中承担着 70% 的抗凝血酶活性，能预防和治疗急、慢性血栓栓塞的形成，临床试验证明对治疗抗凝血酶缺失症有显著疗效。从 20 世纪 80 年代开始，一些医生和科学家开始尝试用从人的血液中提取的抗凝血酶治疗子痫前期患者，取得了较好的疗效。2000 年，日本秋田大学医学院的研究人员开展了一项抗凝血酶治疗重度子痫前期的 III 期临床试验，66 名患者接受了抗凝血酶注射，67 名患者则接受安慰剂注射。结果发现，试验组比对照组的妊娠时间平均延长了 6.5 天，而且血清中的抗凝血酶水平显著提高。2003 年，日本信州大学的研究人员开展了另一项抗凝血酶和肝素联合治疗重度子痫前期的临床试验，受试人群为 29 名妊娠期在 24～36 周的患者，结果表明，抗凝血酶和肝素联合用药比单独肝素治疗具有更显著的疗效。这些临床试验表明，抗凝血酶替代疗法对于治疗子痫前期可能是不错的选择。

二、来自转基因山羊的重组抗凝血酶

上述临床试验采用的抗凝血酶均是从人的血清中分离纯化的，虽然有较好的疗效，但是人的血液本身比较稀缺，而人血清中的抗凝血酶含量仅为 0.12～0.15 毫克/毫升，很难大规模生产。另外，人血主要依靠成千上万名志愿者献血，安全性难以控制，存在潜在的病毒感染风险。

基因工程制药技术的兴起，为大规模生产这类医用蛋白提供了有效途径。第一代基因工程制药技术是 20 世纪 80 年代发展起来的微生物发酵技术，即将外源基因转入细菌或酵母等微生物基因组中，获得转基因微生物，利用转基因微生物来生产重组蛋白，其优势在于技术要求较低、投资较少、成本低廉，可以用于生产一些小分子的重组蛋白，比如重组人干扰素等。但是对于结构复杂的糖蛋白如血液因子等，则无能为力，要么生产效率低下，要么无法表达出高生物活性的重组蛋白，导致这项技术在生物制药领域已越来越没有用武之地了。

第二代基因工程制药技术则是哺乳动物细胞培养技术，即将外源基因转入哺乳动物细胞，如中国仓鼠卵巢（CHO）细胞等，这种转基因的动物细胞可大量生产重组蛋白。目前，国际上 70% 以上的重组蛋白药物是利用哺乳动物细胞培养技术生产的。哺乳动物细胞培养技术适于生产血液因子、单克隆抗体等结构复杂的重组蛋白，但是技术较为复杂，生产成本较高，导致药物价格高昂，特别是一些重组抗体药物，治疗费用动辄数十万元，一般家庭很难承受这种生物药物的巨额开支。

因此，科学家一直在探寻一种高效率、低成本的重组蛋白生产系统，以替代成本高昂的哺乳动物细胞培养技术和低效率的微生物发酵技术。

1987 年，英国科学家西蒙斯（Simons）等首次研制出乳腺中高效表达重组绵羊 β 乳球蛋白的转基因小鼠，证明转基因动物乳腺生物反应器可以作为表达药用蛋白的理想表达系统。

美国 GTC 公司（2013 年更名为 rEVO 公司）从 20 世纪 90 年代初开始致力于发展转基因山羊乳腺生物反应器技术生产重组抗凝血酶。该公司的科学家将抗凝血酶基因与山羊乳腺特异表达基因进行优化组合，借助显微镜，用超细小的玻璃针管将这种新基因注射到山羊受精卵细胞核中，大多数受精卵会比较排斥这种外源基因，但有极少数的山羊受精卵碰巧会接纳这种外源基因，并把它们当作其基因组的新成员，与自身的其他基因排列在一起。科研人员把这种接纳了外源基因的山羊受精卵移植到母羊子宫内，让其发育成熟，出生的小羊需要检测是否含有抗凝血酶基因，如果含有抗凝血酶基因，就是所需要的转基因山羊。神奇的是，转基因山羊开始泌乳后，羊奶中会含有重组抗凝血酶，而且这种重组抗凝血酶表现出与从人血清中提取的抗凝血酶一样的生物活性。这样，抗凝血酶转基因山羊就制作成功了。

有人或许会问，为什么要选择转基因山羊来生产重组人抗凝血酶呢？一个原因是产量高，一头转基因山羊一年所生产的重组抗凝血酶，相当于90 000 名献血者所提供的抗凝血酶；另一个原因是，重组抗凝血酶来源于同一群遗传稳定、无特定疫病的转基因山羊，避免了不同来源的人血液中可能携带病原微生物的风险。

三、重组抗凝血酶初试身手

1991 年，美国 GTC 公司培育出第一只转有抗凝血酶基因的转基因山羊，1996 年重组抗凝血酶药物 ATryn® 进入临床试验，2006 年 ATryn® 获得欧洲医药评价署的新药批准，2009 年 ATryn® 获得美国食品药品监督管理局的批准，成为第一个在欧洲和美国获准上市的转基因动物药物。重组抗凝血酶 ATryn® 的获准上市，无疑是国际基因工程制药技术发展的里程碑，这批转基因山羊无疑也是基因工程制药技术的"领头羊"。

不过，重组抗凝血酶 ATryn® 被批准的第一个适应证并非子痫前期，而是遗传性抗凝血酶缺陷症患者的围手术期或围产期血栓栓塞，该病症在欧洲和美国的病例数仅为 10 000～20 000 个，属于罕见病。

研究人员发现，ATryn® 还对子痫前期，以及烧伤、冠状动脉搭桥手术、术后出血、败血症、骨髓移植等引起的抗凝血酶缺乏等适应证有较好疗效。该公司正在开展 ATryn® 治疗子痫前期的Ⅲ期临床试验，以评估 ATryn® 对早产子痫前期的有效性和安全性。

重组抗凝血酶 ATryn® 的Ⅲ期临床试验一旦取得良好效果，将为子痫前期患者的母子平安带来新的希望。

重组抗水肿药物：兔子真能"捣制"治病良药[*]

中秋节是全球华人合家团聚、共赏明月的佳节，起源于中国古代帝王"春天祭日，秋天祭月"的礼制，也因"嫦娥奔月"等美丽传说变得更加浪漫温馨。在月宫中，与嫦娥生活在一起的还有一只可爱的玉兔，除了常伴嫦娥左右之外，玉兔还肩负着一项重要工作：每天晚上，玉兔要用捣药杵在药臼中捣制长生不老的灵药，供天上的神仙们享用。当然，这只是一个美丽的神话故事，不过在当今的荷兰，还真有一群能生产治病良药的神奇兔子。

一、局部水肿为哪般？

荷兰神奇兔子生产的药物主要用于治疗一种可以世代遗传的血管性水肿病，其主要症状为患者的四肢、脸部、生殖器、肠道、呼吸道等部位会出现短期局部水肿，严重时会出现剧烈腹痛，以及声门运动障碍引发的窒息。更令患者痛苦的是，该病会反复发作，影响一生，如果不加以治疗，还有可能导致患者残疾或死亡。

血管性水肿是由德国医生海因里希·昆克（Heinrich Quincke）于1882年首次报道的，因此也叫昆克病；1888年加拿大著名医生威廉·奥斯

---

* 本文首发于《科学画报》，原标题为"玉兔捣药记"，收入本书时略有改动。

勒（William Osler）发现一个 18 岁女孩患有血管性水肿，并追溯到其家族连续 5 代均患有此病，因而将此病称为遗传性血管性水肿，该病名沿用至今。

虽然已弄清楚这种血管性水肿是可以遗传的，但是人们很长时间内并不知道其遗传机制。直到 1963 年，美国科学家发现了遗传性血管性水肿是由 C1 酯酶抑制剂基因突变引起的。C1 酯酶抑制剂在维持血管内平衡中扮演着重要角色，包括炎症反应、血压和凝血等。一旦基因发生突变，可能引发两种类型的遗传性血管性水肿，第一类患者的发病率达 85%，其血液 C1 酯酶抑制剂水平低于正常水平的 35%；第二类患者的发病率约为 15%，其血液 C1 酯酶抑制剂水平基本正常，但是缺乏活性，最终可能导致补体系统、免疫和止血系统的过度激活，引起血管性水肿，造成软组织的剧烈疼痛。

遗传性血管性水肿属于罕见病，全球发病率为 1/100 000～1/50 000，但是令人惊奇的是，引发遗传性血管性水肿的基因突变类型竟有 300 多种。针对遗传性血管性水肿的药物开发并不顺利，直到 2008 年，美国对遗传性血管性水肿的治疗仅限于新鲜血浆、抗纤维蛋白溶解药物、合成雄激素等药物治疗，这些治疗方法只能暂时缓解症状，疗效有限。在欧洲，经过 30 多年的应用，人血浆 C1 酯酶抑制剂替代疗法被认为是治疗遗传性血管性水肿最为有效的方法。2008 年和 2009 年，美国食品药品监督管理局相继批准了两个从人血浆中提取的 C1 酯酶抑制剂用于遗传性血管性水肿治疗。不过，由于人血浆来源有限，而且存在携带致病微生物的风险，因此利用转基因动物生产重组人 C1 酯酶抑制剂将是一个不错的选择。

二、转基因玉兔来捣药

除了转基因山羊之外，其他哺乳动物也被用于生产重组蛋白药物，转基因兔就是一个很好的例子。

相对于其他哺乳动物，兔子虽然产奶量低，但是也有自己的优势：一是兔子的乳蛋白含量高，约为 14%，奶牛和奶山羊的乳蛋白含量仅为 3%～

5%；二是兔子的**繁殖**周期短，**繁殖**率高，兔子的妊娠期仅为 1 个月，奶山羊需 5 个月，奶牛则需 9 个月，兔子一年可产 4～7 窝兔仔，每窝可达 5～12 只，而奶山羊和奶牛则以单胎为主；三是兔子个头小，人畜传染病少，便于进行病原微生物控制，因此对于临床用量较少的罕见病重组蛋白药物，转基因兔是较为理想的选择。

其实，国际上首批转基因兔的诞生时间要早于转基因山羊。1985 年，理查德·帕米特（Richard Palmiter）和拉尔夫·布林斯特（Ralph Brinster）领导的一个研究小组将小鼠金属硫蛋白启动子与人生长激素基因连在一起，并通过显微操作系统注射到兔子的受精卵中，培育出第一批转基因兔。采用同样的方法，该研究小组还同时获得了第一批转基因猪和转基因绵羊，这也是世界上首批转基因家畜，开启了转基因家畜研究和产业化的新时代。

此后，各国科学家相继生产出几十种携带不同基因的转基因兔，但是最受关注的莫过于来自荷兰法铭（Pharming）生物制药公司的转基因兔。这些转基因兔正是携带了重组人 C1 酯酶抑制剂基因，用于开发治疗遗传性血管性水肿的重组蛋白药物。

荷兰法铭生物制药公司是一家专门从事转基因动物制药技术开发的创新型企业，在荷兰阿姆斯特丹交易所上市，总部位于荷兰莱登市。该公司的科研人员将牛的一种酪蛋白基因启动子与人 C1 酯酶抑制剂基因组合成一个新的基因，采用与第一批转基因兔基本相同的制作技术，在显微镜下用一根极细微的中空玻璃针管将新基因注射到兔的受精卵中，获得了携带重组人 C1 酯酶抑制剂基因的转基因兔。由于牛酪蛋白基因启动子的作用，泌乳的转基因母兔可在其乳腺中特异生产出高含量的重组人 C1 酯酶抑制剂。经检测，重组人 C1 酯酶抑制剂在转基因兔乳汁中的含量最高可达 10 克/升以上，而且与来自人血清中的 C1 酯酶抑制剂的蛋白分子结构、理化性质和生理功能等特性基本一致。

随后，荷兰法铭生物制药公司从转基因兔乳汁中将重组人 C1 酯酶抑制剂纯化出来，并开展了一系列临床试验，证明重组人 C1 酯酶抑制剂对成人及青少年（13~17 岁）遗传性血管性水肿患者有显著疗效，即接受该药物静脉注射后，大多数临床志愿者的血清 C1 酯酶抑制剂含量显著提升，而相关症状很快得到缓解，且不易复发。同时，重组人 C1 酯酶抑制剂也具有可靠的免疫安全性和良好的耐受性。

2006 年，荷兰法铭生物制药公司向欧洲医药评价署提交了作为"孤儿药"的新药申请。2010 年 11 月，欧洲医药评价署最终批准了重组人 C1 酯酶抑制剂（商品名 Rhucin），这是第一例转基因兔生产的重组蛋白药物获准上市，也是继转基因山羊生产的重组抗凝血酶Ⅲ上市后，第二例转基因动物来源的重组药物走向市场。2014 年 7 月，美国食品药品监督管理局批准重组人 C1 酯酶抑制剂（商品名 Ruconest）用于成人及青少年遗传性血管性水肿患者急性发作治疗。目前，荷兰法铭生物制药公司生产的重组人 C1 酯酶抑制剂已获准在全球多个国家和地区销售。

除了已上市的重组人 C1 酯酶抑制剂，荷兰法铭生物制药公司利用其成熟的转基因兔重组蛋白药物生产平台，相继开发出了重组 α 葡萄糖苷酶、α 半乳糖苷酶 A 等重组蛋白，计划近期开展针对糖原贮积症Ⅱ型和法布瑞氏症等适应证的临床研究。糖原贮积病Ⅱ型，又名蓬佩病，是由 α 葡萄糖苷酶缺乏引起糖原在溶酶体内沉积及溶酶体增生、破坏，甚至释放不正常的溶酶体酶而导致一系列的血细胞结构破坏。法布瑞氏症是因制造 α-半乳糖苷酵素的基因发生缺陷，无法代谢的脂质堆积在细胞内的溶小体，进而引发心脏、肾脏、脑血管及神经病变。这两种疾病均属于罕见病，利用转基因兔生产的重组蛋白药物均具有成本和疗效等方面的优势。

三、中国玉兔何时来？

值得一提的是，2013 年 7 月，荷兰法铭生物制药公司与中国医药集团控股的上海医药工业研究院签署战略合作协议，荷兰法铭生物制药公司将重组人 C1 酯酶抑制剂（商品名 Ruconest）在中国的独家运营权转让给后者，同时还将利用转基因兔技术平台共同开发治疗血友病 A 的重组第八凝血因子等重组蛋白药物。

虽然中国本土制作的转基因兔一直在追赶荷兰转基因兔的脚步，但是其产业化相对较慢，多数处于研发阶段。

在世界上首批转基因兔诞生 5 年之后，我国第一批转基因兔也出生了。1989 年，中国科学院上海细胞生物学研究所等单位的研究人员，经过 3 年多的努力，成功地将乙肝病毒表面抗原基因及人生长激素基因显微注射到家兔受精卵内，移植后获得近 60 只携带不同外源基因的转基因兔，这些转基因兔能将外源基因遗传给后代，也能在血液中表达重组蛋白。

之后，北京大学、广西大学、吉林大学、中国农业大学、中国人民解放军军事医学科学院、扬州大学等相继培育出各种转基因兔。但是由于缺乏持续研究和医药企业的介入，这些转基因兔大多只是昙花一现。

不过，随着荷兰转基因兔生产的重组蛋白药物相继在欧盟、美国等获准上市，看到这些创新药物为大量病患消除痛苦，也为那些专注创新药物研发的企业带来可观的利润，相信将会有更多的中国科研机构和医药企业把目光投向转基因兔，研发出更高效的重组蛋白药物，让中国古老的玉兔捣药传说变成现实。

重组酸性脂肪酶：鸡蛋中的救命药[*]

在美国佐治亚州的一个郊区农场，一群看似很普通的白来航母鸡，吸引了全世界的目光。原来，这些母鸡住在洁净宽敞的笼子里，像普通母鸡一样愉快地产着鸡蛋，而它们所产的鸡蛋并没有像普通鸡蛋一样进入厨房，成为人们餐桌上的美味，而是被送到一家制药厂，从中提取一种叫作人溶酶体酸性脂肪酶（LAL）的特殊成分，用来救治 9 名刚刚出生 1～2 个月的婴儿，这些小婴儿体内先天缺少这种酶，之前这种患儿通常活不过 6 个月。

一、罕见病急需特效药

溶酶体酸性脂肪酶是人溶酶体中的一种脂肪酶，是机体水解胆固醇和三酰甘油的关键酶，对调节胆固醇合成与体内恒定至关重要。不幸的是，有些人体内天生缺乏溶酶体酸性脂肪酶，或者酶活性太低，这些均会导致脂肪在患者肝脏、脾脏和脉管中堆积，从而引发溶酶体酸性脂肪酶缺乏症（LAL-D 症）。

LAL-D 症有两种形式。一种被称为沃尔曼病，临床检测患者体内完全缺乏 LAL，因而病情发作快速，表现为肝脏肿大、贫血、呕吐、生长缓慢等，直至死亡，患儿多活不过 6 个月。该病由来自以色列哈达萨医院的波

---

* 本文首发于《科学画报》，原标题为"救命鸡蛋诞生记"，收入本书时略有改动。

兰裔医生摩西·沃尔曼首次发现，并于1954年被正式以其名字命名。另一种则被命名为胆固醇酯累积病，临床检测为LAL含量低于正常水平，病情发作较为温和，通常出现在儿童早期或成年期，往往以老年患者居多，表现为肝脏肿大、纤维化和肝硬化，并伴随心血管疾病等并发症。

LAL-D症是一种常染色体隐性遗传疾病。当一个人的基因组中携带单个致病基因时（携带者），并不会表现出症状，但当两个携带者结婚生子后，其后代会有1/4的概率表现出LAL-D症状。LAL-D症属于典型的罕见病，每100万个新生儿中只有1~2个婴儿患有沃尔曼病，而胆固醇酯累积病在每100万人中大约会有25人发病。

虽然LAL-D症被报道已有60多年历史，但是该病患者数量较少，并没有引起国际医药界的重视，导致至今尚没有有效的治疗方法。临床医生只能对患病婴儿使用营养和维持疗法，但这些患儿往往难以活过6个月，给患儿的家庭带来无尽的痛苦；对成年患者则使用他汀类药物，但只能缓解部分症状，无法解决肝脏中脂肪堆积的问题，有些患者不得不通过肝脏移植来解除痛苦。

二、救命的转基因鸡来了

为了找到理想的治疗手段，科学家建立了一种LAL-D症小鼠模型，即将小鼠体内溶酶体酸性脂肪酶基因破坏，这些实验小鼠就会表现出LAL-D症状。将溶酶体酸性脂肪酶注射到小鼠体内后，科学家惊奇地发现，小鼠LAL-D症状得到了显著改善，证实溶酶体酸性脂肪酶替代疗法可能是一种有效的LAL-D症治疗方法。

然而，溶酶体酸性脂肪酶主要存在于人体血液、肝脏等中，难以大规模提取。要对溶酶体酸性脂肪酶进行大规模生产，只能借助于基因工程技术，科学家先后尝试用基因工程中国仓鼠卵巢细胞、酵母和转基因植物来生产重组人溶酶体酸性脂肪酶，但都没有取得满意的结果。另外，由于CHO细胞和酵母等方法生产成本太高，对于用量较小的"孤儿药"，很难取得可观的利润，因此大多数制药公司都不愿意研发生产。

美国辛纳吉瓦（Synageva）生物制药公司是一家专门从事罕见病药物开发的公司。5 年前，该公司科学家开发了一种全新的生产方法，即转基因鸡生物反应器技术，不仅能大量生产高活性的重组人溶酶体酸性脂肪酶，而且能大幅降低其生产成本，可谓两全其美。该技术的基本思路是通过基因重组技术，让这类酶能在转基因鸡的蛋清中大量生产，然后从鸡蛋清中提取纯化出该酶，用于疾病治疗。

人类基因组中含有一种编码溶酶体酸性脂肪酶的特殊基因，但是这种基因只能在人类细胞中表达溶酶体酸性脂肪酶，含量极微，而在鸡的细胞中更是难以表达。为了让这种酶能在鸡蛋清中大量合成，研究人员借助于一种鸡卵清蛋白基因。卵清蛋白是鸡蛋清中含量最高的蛋白质，约占蛋清蛋白质的 65%。研究人员将卵清蛋白基因启动子，也就是控制蛋白合成的"开关"，与人溶酶体酸性脂肪酶基因序列重新组合，组成新的基因，然后将新基因转入鸡的输卵管细胞，产生的鸡蛋孵化后就变成转基因小鸡了，这种转基因鸡将上述重组基因稳定地遗传给后代。随后，通过鸡生蛋、蛋生鸡，转基因鸡家族就不断发展壮大起来了，被辛纳吉瓦生物制药公司饲养在位于美国佐治亚州和马萨诸塞州等地专门建造的、高度洁净的养鸡场里。

辛纳吉瓦生物制药公司研究人员发现，转基因鸡蛋清中含有大量重组人溶酶体酸性脂肪酶，就把这些酶提纯出来，并命名为康努玛（Kanuma），用于救治那些患有先天性溶酶体酸性脂肪酶缺乏症的小婴儿。在一项已完成的临床试验中，经过连续 4 周，每周注射一次康努玛治疗之后，9 个患有沃尔曼病的婴儿中有 6 个（67%）在 12 个月时仍存活，而对照组的 21 名婴儿中没有人存活下来。

由于长期缺乏针对溶酶体酸性脂肪酶缺乏症的有效治疗手段，为了鼓励和资助罕见病药物康努玛的研发与生产，美国食品药品监督管理局决定给予该药物"孤儿药"资格和突破性治疗药物资格，并给予其优先审评资格。在该药物完成临床试验不到 1 年，美国食品药品监督管理局于 2015 年 12 月 9 日正式批准了康努玛药物用于治疗人的溶酶体酸性脂肪酶缺乏症，是全球首个也是唯一治疗溶酶体酸性脂肪酶缺乏症的重组蛋白药物。其实，当时该药物已于 3 个月前在欧盟率先获得批准。

三、更多转基因鸡将"振翅高飞"

康努玛药物是全球第一例转基因鸡生产的重组蛋白药物，也是继 2009 年批准转基因山羊生产的重组抗凝血酶Ⅲ、2014 年批准转基因兔生产的治疗遗传性血管性水肿药物以来，美国食品药品监督管理局批准的第三种源自转基因动物的重组蛋白药物，因此引起了全世界的广泛关注。

自从 1987 年第一批转基因鸡诞生以来，美国、中国、日本、韩国、英国、加拿大、波兰、澳大利亚等十几个国家的科学家开展了转基因鸡的研究，生产药用重组蛋白正是转基因鸡的主要研究热点，有些重组蛋白产品也已进入临床试验阶段。不久的将来，源自转基因鸡的重组蛋白创新药物将不断出现。值得一提的是，中国农业大学的科学家最近开发了高效表达重组人嗜中性防御素和人溶菌酶的转基因鸡，其有望成为我国第一批实现产业化的转基因鸡。

除了生产药用蛋白之外，转基因鸡还可用于抗病育种，最引人注目的当属英国剑桥大学和罗斯林研究所联合开发的抗禽流感转基因鸡。在 21 世纪的第一个十年里，禽流感给家禽养殖业和人类健康带来了很大威胁，成为全球研究者关注的焦点。国际著名学术期刊《科学》报道，英国剑桥大学和罗斯林研究所的研究人员将一个新基因植入鸡胚胎里，产生一种类似诱饵的 RNA 链，当 H5N1 禽流感病毒感染转基因鸡后，病毒复制过程中的一种关键性聚合酶就会主动结合这种"诱饵"RNA 链。"诱饵"RNA 链经过特殊改造，能让结合上来的病毒聚合酶失去活性，使得 H5N1 禽流感病毒不能有效复制，从而阻止流感病毒传播。

为了验证转基因鸡能否抗禽流感病毒，研究人员将 16 只受到感染的普通鸡、16 只正常的普通鸡以及 16 只转基因鸡放在一起饲养，结果发现，正常的普通鸡很快就感染了禽流感病毒，而转基因鸡则不易被病毒感染。

目前，研究人员正在开展这种抗禽流感转基因鸡的食用安全性评估，一些国际鸡育种大公司也对这些转基因鸡表现出浓厚的兴趣。这项技术如果最终获得成功，还可以用来培育抗其他类型禽流感病毒的转基因鸡。

治疗性多抗：奶牛抗体工厂的杰作[*]

奶牛除了能提供美味的牛奶和牛肉之外，还能为人类做什么呢？最近，一些科学家不断创新，赋予奶牛新的使命，希望利用牛的免疫系统对付人类免疫缺陷病毒、汉坦病毒、埃博拉病毒、新型冠状病毒等多种致命病毒。

一、理想的工具

联合国艾滋病规划署数据显示，截至2015年底，全球约有7800万人感染艾滋病病毒，其中累计约3500万人因此死亡，艾滋病已成为对人类健康最致命的威胁之一。

科学家一直在努力寻找艾滋病病毒的命门，希望一举降服这一"恶魔"，研制安全有效的艾滋病疫苗正是众多科学家不懈努力的主要目标之一。疫苗能激活机体免疫系统，产生中和艾滋病病毒的抗体，最终将病毒清除出体内。不过由于艾滋病病毒狡猾且善变，善于欺骗并破坏人体免疫系统，而且变异体众多，所以目前大多数疫苗研究均告失败。

正当科学家在艾滋病疫苗研发上愈挫愈勇之时，美国斯克里普斯研究所的研究人员却独辟蹊径。他们借鉴艾滋病疫苗研发思路，设计合成了一种可以模拟艾滋病病毒外壳的包膜蛋白，然后将这一蛋白注射到4头奶牛

---

* 本文首发于《南方周末》，原标题为"奶牛变抗体工厂"，收入本书时略有改动和更新。

体内进行免疫，42 天以后，在 4 头奶牛血液中均检测到可中和艾滋病病毒的抗体。

研发人员进一步检测其中 1 头奶牛所产生的抗体对不同艾滋病病毒变异体的中和效果，发现在受试的 117 种艾滋病病毒变异体中，这头牛在免疫 42 天时产生的中和抗体的有效率只有 20%，到 381 天时有效率竟然提高至 96%。这无疑是艾滋病疫苗研究的一项重大突破，因为只有约 1%的艾滋病病毒感染人群能产生这种抗体，而且一般需要在感染病毒 5 年之后。这一研究成果于 2017 年 7 月 20 日在线发表在《自然》上，引起关注。

这是首次在大型动物身上获得如此快速且广谱的抗艾滋病病毒抗体，之前其他研究人员已在兔子和猴子身上开展类似研究，但是均未能诱导出广谱的中和抗体。

这一成果主要得益于这一研究小组集合了艾滋病病毒研究专家、奶牛免疫专家和兽医等多学科研究人员，以及这些研究人员的细致分析和精巧设计。研究人员在分析艾滋病病毒感染人群自然产生的中和抗体结构时发现，这些抗体表面有一段长 30 个氨基酸的突起显得很特别，长度是人体内普通抗体的两倍，而牛源抗体这一氨基酸链突起长度则可达 70 个氨基酸。

研究人员推测这一突起可能有助于中和抗体有效突破艾滋病病毒外壳糖蛋白构建的坚固防线，实现中和并清除艾滋病病毒的目的。如果对牛进行免疫，有可能大量产生这种具有超长氨基酸突起的中和抗体。后续研究也证明他们的这一推测是正确的，因为他们还从这头奶牛的血清中分离出一种具有 60 个氨基酸突起的中和抗体，可以中和 72%受试的艾滋病病毒变异体。

该研究论文的通讯作者之一的沃恩·斯密德博士表示，这项研究表明，牛是研究艾滋病疫苗的理想工具，也可以成为生产治疗性抗艾滋病病毒抗体的工厂，而对牛进行免疫来大量生产的广谱中和抗体，也将有助于癌症、自身免疫性疾病以及感染疾病的治疗。斯密德博士已就这一技术与多家医药公司合作，希望能在 5～10 年内实现这一技术的产业化。

不过，这一研究有一个重要问题没有提及，那就是牛源中和抗体的免疫原性，即当将这些牛源抗体注射到人体内时，人体免疫系统会马上识别，并迅速将其清除，导致这些抗体无法发挥应有的功能，甚至引发人体严重的免疫反应，最严重的可能危及生命，这也是 20 世纪曾被寄予厚望的抗血清疗法被逐步淘汰的主要原因。

二、转染色体牛

抗血清疗法是 20 世纪初发展起来的针对致命传染性病原体或致命毒素的重要疗法，基本做法是将致病微生物或毒素注射到牛、马等动物体内进行免疫，这些免疫动物血清中会产生能中和致病微生物或毒素的抗体成分，再用这些抗血清来治疗感染人群。该疗法曾在治疗白喉、肺炎、破伤风和麻疹等多种疾病中发挥重要作用，但是抗血清为动物源蛋白，容易引发患者强烈的过敏反应等副作用，所以逐渐被弃用。目前只有蛇毒抗血清、狂犬病抗血清等少数抗血清仍在使用。

但是，当人类面临重大传染病病原体或生化武器袭击时，往往需要快速、大量生产出抗血清或多克隆抗体。牛可以成为活的抗体工厂，一头牛所产生的抗体即可供 100～200 名患者使用。在过去十多年时间里，牛源抗体的免疫原性问题也基本被日本和美国科学家所攻克，那就是转染色体牛。这种转染色体牛的免疫球蛋白染色体片段被全部去除，代之以人源免疫球蛋白染色体片段，当这种转染色体牛对致病微生物或毒素免疫时，其体内所产生的抗体将都是人源的，这将极大程度地减少牛源抗血清或多克隆抗体免疫原性所引发的不良反应。

早在 2000 年，来自日本麒麟啤酒公司医药研究实验室的科学家发明了一种转染色体技术，即将含有人免疫球蛋白全部重链和轻链基因序列的染色体片段，整体转入小鼠胚胎干细胞，实现了人源多克隆抗体在小鼠血液中表达。不过，由于技术限制，转染色体牛的难度要大得多，经过科学家十多年的不懈改进，才最终获得较为理想的转染色体牛。

2002 年，这些科学家与美国海马特克（Hematech）公司、马萨诸塞大学、贝勒医学院等机构合作，利用日本科学家发明的转染色体技术，成功将长约 100 万碱基对（相当于人 Y 染色体 DNA 长度的 1/6）、含有人免疫球蛋白全部重链和轻链基因序列的染色体片段，转入牛的皮肤细胞，再利用体细胞克隆技术，获得第一代转染色体牛。当对这些转染色体牛进行免疫时，它们能产生特异的人源多克隆抗体，但是其产生的人源多克隆抗体表达量平均仅为几十微克/升，而人血清中的正常抗体浓度可达 5～10 克/升，显然第一代转染色体牛难以令人满意。主要原因可能是牛源免疫球蛋白基因未能去除，这在当时也是难以逾越的技术难题，因为牛内源免疫球蛋白基因信息尚不清楚，直到 2009 年牛的基因组计划完成才迎来转机。

2014 年，这一研究团队终于培育出理想的转染色体牛，即牛内源免疫球蛋白重链和轻链基因位点全部敲除，但含有完整人免疫球蛋白基因位点的转染色体牛。这些转染色体牛血清中的全人源多克隆抗体含量平均为 5 克/升，最高可达 15 克/升，与人血清抗体含量相当，标志着生产人源多克隆抗体药物的转染色体牛技术平台已经基本成熟。

三、对付多种病毒

当然，这些转染色体牛并没有第一时间被用来研发抗艾滋病药物，而是被用于研发对付汉坦病毒、埃博拉病毒、中东呼吸综合征冠状病毒以及新型冠状病毒等传染病原体的多克隆抗体药物。

由于在开展生物武器防御药物方面的巨大潜力，近年来转染色体牛技术平台也受到美国军方的高度重视，美国陆军传染病医学研究所已投入大量资金，正与桑福德健康集团旗下的 SAB 生物制药公司（原美国 Hematech 公司）共同开发对付这些致命病原体的人源多克隆抗体药物。

汉坦病毒能引发汉坦病毒肺综合征，主要表现为急性呼吸衰竭，病死率接近 40%，曾在整个美洲大陆流行，中国也是该病的高发区，目前没有有效的治疗手段。2014 年 11 月发表在《科学-转化医学》上的一项研究显示，美国陆军传染病医学研究所和美国 SAB 生物制药公司研究人员合作，利用分别来自两种不同亚型汉坦病毒的 DNA 疫苗对转染色体牛进行免疫，首次免疫一个月后，即可在牛血清中检测到高浓度的抗汉坦病毒多克隆抗体。收集和纯化经过 4 次免疫 10 天后的多克隆抗体，对 5 天前感染致死剂量汉坦病毒的 3 组仓鼠进行免疫注射，每组 8 只仓鼠，结果两个试验组中分别有 7 只和 5 只存活，而对照组全部死亡，这表明利用转染色体牛生产的人源多克隆抗体能显著提高肺部感染汉坦病毒的动物的存活率。

　　埃博拉病毒是引发人类和灵长类动物发生埃博拉出血热的烈性传染病病毒，死亡率高达 30%～90%。目前对埃博拉病毒疾病尚无特效治疗方法，最有希望的埃博拉疫苗仍处于临床试验阶段。2015 年 9 月《公共科学图书馆·综合》报道，美国陆军传染病医学研究所和美国 SAB 生物制药公司研究人员利用可表达埃博拉病毒最致命亚型——扎伊尔型和苏丹型糖蛋白基因的 DNA 疫苗，对转染色体牛进行 4 次连续免疫，第二次免疫后即可检测到抗埃博拉病毒人源多克隆抗体的产生。研究人员将纯化后的人源多克隆抗体注射到小鼠体内，攻毒试验显示，免疫保护率可达 80%以上。半年之后，该研究小组又对 DNA 抗原进行了改进，使得转染色体牛生产的人源多克隆抗体对试验小鼠的免疫保护率提高到 90%以上，研究团队接下来计划开展灵长类动物的攻毒试验，并申请临床研究，以开发出抗埃博拉病毒的人源多克隆抗体新药。

　　中东呼吸综合征是由中东呼吸综合征冠状病毒引发的，该病毒结构与严重急性呼吸综合征冠状病毒相似，主要症状为急性呼吸窘迫，2013 年首次发现于沙特阿拉伯，截至 2017 年 7 月，已确诊的感染病例有 2040 个，其中 712 人死亡，这些感染病例来自 27 个国家，因此被世界卫生组织定性为"全球健康威胁"。

　　《科学-转化医学》2016 年 1 月报道，同样是美国陆军传染病医学研究所和美国 SAB 生物制药公司等研究机构的研究人员，分别用两种来自中东呼吸综合征冠状病毒不同亚型的候选疫苗，对转染色体牛进行免疫，研制出两种针对不同病毒亚型的人源多克隆抗体药物（SAB-300 和 SAB-301），其中 SAB-301 已用于开展体内攻毒试验和临床前研究。攻毒试验显示，在感染该病毒 12 小时之前，或者感染病毒 24 小时和 48 小时后，对试验小鼠进行 SAB-301 注射，均能在 5 天内迅速有效地将体内病毒含量控制在接近或可检测水平之下。该研究小组已于 2016 年 5 月启动 SAB-301 I 期临床试验，计划在 2017 年上半年完成人体临床安全性试验，该药物有望成为第一个上市的人源多克隆抗体药物。

新型冠状病毒肺炎是由新型冠状病毒引发的烈性传染病，到 2020 年 11 月 10 日，全球已造成 5000 多万人感染，120 多万人死亡。2020 年上半年，美国国防部与美国 SAB 生物制药公司达成资助协议，计划资助 7200 万美元，由后者开发治疗新型冠状病毒肺炎的多克隆抗体药物。美国 SAB 生物制药公司很快利用转染色体奶牛平台研制出抗新型冠状病毒肺炎的多抗药物 SAB-185，临床前试验显示，该药物安全有效。目前两项 I 期临床试验已于 2020 年 8 月相继开展，其中一项临床试验招募 28 名健康的志愿者，以评价 SAB-185 的安全性和预防效果；另一项临床试验则针对新型冠状病毒肺炎患者，以评估 SAB-185 的安全性和疗效，有望开发出既可治疗又能预防的抗新型冠状病毒多抗药物。

除了上述致命病原体，美国 SAB 生物制药公司还计划开发对付寨卡病毒、登革病毒、流感病毒等病原体的人源多克隆抗体药物。如果将来美国斯克里普斯研究所能与美国 SAB 生物制药公司强强联手，有望共同开发出抗艾滋病等恶性病症的人源多克隆抗体药物。目前，转染色体牛生产人源多克隆抗体药物已在美国进入临床试验阶段，美国食品药品监督管理局也出台了关于人血清或动物血清来源的多克隆抗体药物的审批程序，相关产品一旦获准上市，无疑将成为人类对付这些致命病原体甚至是生化恐怖袭击的有效武器。

"人乳化"牛奶：早产儿的救命食品*

2011年，中国农业大学科研人员在国际学术期刊《公共科学图书馆·综合》（*PLoS ONE*）上发表了一篇人溶菌酶基因工程奶牛的研究论文，意外地引起英国《每日电讯报》、美国全国广播公司、美国福克斯新闻网等数十家国际著名媒体的跟踪报道，媒体惊呼"'人乳化'牛奶来了"。

一、母乳好得超乎想象

大多数婴儿出生后，多少能吃到一些母乳。以至于人们将母乳看成很平常的一种食物，甚至未给予其应有的重视和珍惜。其实，妈妈的乳汁是婴幼儿最好的食物，除了能提供婴幼儿的身体发育所需的全部营养成分之外，母乳的好处超乎想象，有些好处则伴随一生。

世界卫生组织对14项关于母乳喂养与智商相关性的研究进行统计后发现，母乳喂养的孩子智商比没有母乳喂养的孩子平均提高3.5个百分点。2015年4月《柳叶刀-全球健康》杂志公布了对巴西近6000个新生儿进行的长达30年的跟踪研究，发现母乳喂养超过12个月的孩子比低于1个月的孩子的智力平均高出3.76个百分点，而且月工作收入也提高了341巴西雷

---

* 本文首发于《南方周末》，原标题为"'人乳化'牛奶能大规模生产吗？"，收入本书时略有改动。

亚尔（约合 750 元人民币）。

研究显示，母乳还能显著增强婴幼儿的免疫力，大大降低儿童和青少年患上腹泻、呼吸道疾病、肥胖和糖尿病等疾病的风险，甚至能减少儿童罹患癌症的风险。以色列海法大学的一项研究表明，母乳喂养可以将儿童罹患白血病和淋巴瘤的风险减少 64%。令人惊奇的是，母乳喂养还能降低妈妈们患乳腺癌、子宫癌和糖尿病的风险。国际著名医学期刊《柳叶刀》的一项报告预测，如果能将母乳喂养完全普及，每年将可挽救 82 万婴幼儿的生命。

母乳之所以有这么多好处，主要在于，与牛奶相比，母乳更适合婴幼儿食用和消化，还含有丰富的活性成分，如多种免疫球蛋白、乳铁蛋白、溶菌酶和多不饱和脂肪酸等。因此，世界卫生组织推荐纯母乳喂养时间至少 6 个月，并建议婴儿应当在持续母乳喂养的基础上接受补充食品直到两岁甚至更长时间。

二、有些早产儿却吃不到母乳

不过遗憾的是，《柳叶刀》的报告显示，在过去 20 年里，全球母乳喂养率并未显著提高，其中中低收入国家目前只有 37% 的婴儿得到 6 个月纯母乳喂养，高收入国家的母乳喂养率则更低，如美国仅为 20%。据国家卫生与计划生育委员会统计，目前我国的纯母乳喂养率也不到 30%，城市中的母乳喂养率只有 16%。

据调查，年轻妈妈工作压力大是母乳喂养率低的最重要原因之一，有些妈妈为了保持身材放弃母乳喂养，还有些妈妈因为疾病、早产等奶水不足。据世界卫生组织估计，每年全球约有 1500 万个早产儿出生，其中约有100 万个 5 岁以下的婴幼儿死于早产相关问题，中低收入国家的早产儿死亡率更高，而无法获得充足的母乳喂养是主要原因之一。

为了给这些早产儿等婴幼儿提供母乳，很多国家设立了公益性的"母乳银行"或母乳库，将一些哺乳期年轻妈妈捐献的母乳收集和储存，以较低的价格提供给需要母乳的婴幼儿。美国是最早开设"母乳银行"的国家，1985 年设立第一家"母乳银行"，目前北美母乳银行联合会已有 18 家"母乳银行"，服务对象遍布全美和加拿大。广州市妇女儿童医疗中心于 2013 年 5 月建立了中国第一家母乳库。但是整体来说母乳还是非常稀缺，难以满足需要。

在无法进行母乳喂养的情况下，妈妈们只能选择配方奶粉，但是婴幼儿配方奶粉在营养、功能和吸收率上均无法与母乳相比，导致缺乏母乳喂养的婴幼儿出现肥胖、体质差、易患病等一系列问题，对整个社会都是沉重的医疗负担。

三、奶牛挤出"人乳"成分

世界卫生组织和各国卫生部门都在积极采取各种政策措施，争取到 2025 年将纯母乳喂养 6 个月的占比提高到 50%以上。针对很多婴幼儿特别是早产儿无法摄入足够的母乳的情况，科学家也在积极努力，希望利用基因工程技术培育出奶牛新品种，大规模生产富含人乳成分的"人乳化"牛奶。

在这一研究领域，走在最前面的是荷兰科学家。2002 年，荷兰法铭生物制药公司研究人员利用显微注射法培育出一种基因工程奶牛，其所产的牛奶中含有人乳铁蛋白，约占乳蛋白的 10%，这种人乳铁蛋白与母乳中的乳铁蛋白具有相同的结构、理化性质和生物功能。在进行了一系列安全评价之后，2005 年该公司向美国食品药品监督管理局递交了重组人乳铁蛋白上市申请，不过不久便主动撤回了重组人乳铁蛋白的上市申请，之后该公司开发出了国际上第一个基因工程家兔生产的重组蛋白药物——重组人 C1 酯酶抑制剂（商品名 Ruconest），于 2010 年和 2014 年分别在欧盟与美国获准上市，目前也正在与中国医药集团合作开发新的基因工程动物医药产品。

由于基因工程奶牛制作效率低、周期长且成本高，所以国际上从事基因工程奶牛研发的机构和科学家并不多，中国科学家后来居上，成为该领域的领军者。荷兰法铭生物制药公司在《自然-生物技术》上公布其研究成果 5 年之后，中国农业大学的研究人员利用体细胞克隆技术相继培育出了表达水平更高的人乳铁蛋白、人 α 乳清白蛋白和人溶菌酶的基因工程奶牛，目前基因工程群体规模已达到 300 多头。这些蛋白都是母乳中的重要蛋白质，含量也远远高于牛奶中的同类蛋白，其中人乳铁蛋白具有促进铁吸收、抗菌、提高免疫力、预防癌症等多种生理功能；人 α 乳清白蛋白则含有人体所需的全部必需氨基酸，能促进睡眠和神经发育，与油酸结合后还能杀死引起子宫瘤、尖锐湿疣等疾病的乳头状瘤病毒；人溶菌酶也是人乳中重要的防御因子，具有抑菌和增强免疫力等功能。

这些含有人乳蛋白的基因工程奶牛研究成果在《公共科学图书馆·综合》等学术期刊公布后，英国《每日电讯报》、美国全国广播公司、美国福克斯新闻网等数十家国际媒体对这一研究成果进行了跟踪报道，这些媒体纷纷惊呼"'人乳化'牛奶来了"，在国际上引起巨大反响。

之后，中国农业大学的研究人员对这些"人乳化"牛奶产品进行了深入的安全评价和功能评价，并对一些前期表达水平不理想的品种进行了重新培育，其中新的人溶菌酶基因工程奶牛采用了新的全人源基因结构，重组人溶菌酶含量从原来每升牛奶中的不到 1 毫克提高到了 3 克，同样具有天然人溶菌酶一样的生物功能，更具有产业化开发价值。该研究成果于 2016 年 5 月发表在英国《自然》的子刊《科学报告》上。目前该研究团队正在进行基因工程奶牛品种选育和"人乳化"牛奶产品开发等工作，希望尽快推动"人乳化"牛奶产品上市。

除了在牛奶中引入人乳蛋白和不饱和脂肪酸之外，牛奶中还存在很多过敏原，如 β 乳球蛋白、αs1-酪蛋白等，这些过敏蛋白在人乳中不存在或非常微量，将这些过敏原去除或减少也是牛奶"人乳化"的重要步骤。2011 年中国农业大学研究人员在《细胞研究》上发表论文，宣布首次利用锌指核酸酶技术将奶牛的两个 β 乳球蛋白基因拷贝都删除了，之后在这些奶牛所产牛奶中检测不到 β 乳球蛋白，这也是国际上首次培育出基因编辑奶牛，目前这些牛已经繁殖到第三代了。2012 年新西兰 AgResearch 研究中心的科学家另辟蹊径，利用 RNA 干涉技术使 β 乳球蛋白基因沉默而不能正常表达，也基本实现了去除牛奶中 β 乳球蛋白的目的，还令人意外地使牛奶的酪蛋白含量提高了不少。

四、"人乳化"牛奶安全吗？

这些"人乳化"基因工程奶牛转入了人乳蛋白基因，在牛奶中分泌出重组人乳蛋白，与母乳中的蛋白结构和功能基本一致，其安全性是不言自明的。自有人类以来，大多数婴幼儿都必须摄入富含人乳蛋白的母乳才能存活下来，可以说人类至少已有数十万年的人乳蛋白食用历史，因此食用含有人乳蛋白的"人乳化"牛奶也基本不存在安全问题。

当然，严谨的科学家并不能依赖推理来确定"人乳化"牛奶是否可以安全食用，还需要按照相关法律法规的要求进行严格的安全检测和评价，并获得相关部门的批准才能上市销售。已发表的学术论文显示，"人乳化"牛奶经过了长期严格的安全评价，而且这些安全检测工作都由政府指定的权威检测机构进行。检测内容包括重组人乳蛋白会不会引起过敏，会不会对实验动物的遗传性能造成伤害，实验动物食用一个月和三个月后会不会引起中毒反应或其他不良反应。通过严格的检测，不同机构的检测结果都一致证明，含有重组人乳蛋白的"人乳化"牛奶与普通牛奶一样可以安全食用。这些检测结果也被公开发表在《药物与化学毒理学》《食品和农业免疫学》《中国食品卫生杂志》等国内外学术期刊上，接受国内外所有同行和读者的公开监督和评价。

与此同时，中国疾病预防控制中心和国家食品安全风险评估中心等机构的研究人员还对"人乳化"牛奶进行了功能检测，相继在英国的《食品与功能》《分子生物学报告》、中国的《北京大学学报》等期刊上发表研究论文，揭示了含有人乳铁蛋白的"人乳化"牛奶或重组人乳铁蛋白能促进小鼠的生长发育，缓解小鼠的沙门氏菌感染症状，增强新生小鼠的免疫能力，减少腹泻和改善缺铁性贫血。

值得一提的是，荷兰法铭生物制药公司培育的人乳铁蛋白基因工程奶牛并没有销声匿迹，而是被委托给美国加利福尼亚大学戴维斯分校进行后续安全评价和功能评价，研究人员发表在英国《食品与功能》和美国《奶业科学杂志》等期刊上的论文显示，重组人乳铁蛋白能显著增强胃肠道功能。

可以看出，这些基因工程奶牛由于基因工程技术引入人乳中的功能蛋白，如人乳铁蛋白、人 α 乳清白蛋白和人溶菌酶等单一功能成分，或者采用基因编辑技术删除 β 乳球蛋白等过敏蛋白，使得这些牛奶含有一部分人乳成分，但是这只是"人乳化"牛奶改造的开始，未来还可能出现更加接近母乳的"人乳化"牛奶，比如通过基因工程技术将主要的人乳蛋白等人乳成分引入牛奶中，同时去除牛奶中的所有过敏原蛋白和大部分不适合人类消化吸收的乳糖、酪蛋白等牛乳成分，将奶牛改造成"母乳"生产工厂，有望为那些早产儿甚至是癌症患者提供巨大的帮助。

第三部分　新器官

"二师兄"，能借你的心用一下吗？*

20多年以来，科学家一直在积极探索将猪的心脏、肾脏、肺脏等器官移植到患者体内的可能性，以缓解器官供体严重不足的情况；一些大公司也纷纷加入异种器官移植研究领域，期望能在商业化应用方面占得先机。但是一些关键技术问题未能得到解决，导致异种器官移植研究陷入困境，很多投资者因此而丧失耐心。不过，最近令人振奋的技术突破，又为这项研究注入了新的希望。

一、救命器官等不来

自20世纪50年代人类首次成功实施器官移植手术以来，对于那些遭遇致命性器官病变的患者来说，器官移植已经成为他们重获新生的唯一希望。如今，器官移植已经比较普遍，常见的移植器官包括肾、心、肝、胰腺与胰岛、甲状旁腺、心肺、骨髓、角膜等。世界卫生组织的报告显示，全球每年实施的器官移植手术超过11万例。由于医疗技术先进和居民家庭收入较高，美国是实施器官移植最多的国家之一，过去25年中，美国实施的实体器官移植超过60万例。

但是，大多数患者并没有如此幸运，因为器官供体严重稀缺，能成功

　＊　本文首发于《科学画报》，收入本书时略有改动。

实施器官移植手术的患者不到 10%。据报道，美国每天约有 30 名患者在等待器官移植的过程中死去，欧盟国家则每天约有 12 名患者因为等不到合适的器官而离世。

二、动物器官来救急

正因为人体器官供体严重短缺，有科学家便突发奇想，能不能将动物的器官移植到人身上，即异种器官移植，以此来延续患者的生命呢？

由于进化关系较近，狒狒、黑猩猩等非人灵长类动物一度被认为是比较理想的异种器官移植供体。但是非人灵长类动物的器官显著小于人类器官，并不能胜任替代人类器官的重任，而且非人灵长类动物的种群数量很少，有些濒临灭绝，繁殖周期也比较长，还有就是伦理争议非常大。

令人惊讶的是，正当狒狒、黑猩猩等难以胜任异种器官供体的角色的时候，身为"二师兄"的猪被推选出来勇挑重担。与非人灵长类动物相比，猪作为异种器官供体具有以下优势：一是猪的器官大小与人的器官相差无几，猪的生理和代谢也与人类接近；二是猪饲养方便，繁殖周期短，可以大大缩短患者等待器官的时间；等等。

早在 100 多年前，就有人尝试将猪的器官直接移植到患者体内，但以失败告终。原来人体与其他动物一样，在漫长的进化过程中，形成了一套识别和清除外来组织器官的保护机制，即免疫排斥。一旦有外来组织器官进入，动物体就会启动免疫排斥反应，识别出外来的细胞、组织或器官，并启动清除程序。严重时，几分钟或数小时内就会让外来组织器官失活坏死，即超急性排斥反应，这是异种器官移植面临的最主要障碍之一。

即使没有被超急性排斥反应所破坏，异种器官还将面临急性血管性排斥反应、细胞排斥反应等多重考验，将相继出现血栓栓塞、血管内皮细胞坏死等障碍，而被植入的异种器官最终似乎难逃被扫地出门的命运，连带受试患者也不得不为自己的顽固排他行为付出惨痛代价。

三、伪装成"自己人"

不过，有科学家"脑洞"大开，想出一些巧妙的方法，想改掉人类这种顽固排他的"坏毛病"。

当然，要骗过灵长类动物的免疫系统并不是一件容易的事情。首先，要去除猪细胞表面特有的抗原成分。科学家研究发现，除了人类和其他灵长类动物之外，绝大多数哺乳动物的细胞表面都存在一种由 α-1,3-半乳糖苷转移酶催化产生的抗原，当其他哺乳动物细胞或组织进入人体时，人体免疫系统就会产生抗体特异识别这种抗原，并引起超急性免疫排斥反应。如果能将调控该酶表达的基因去掉，猪器官表面则不会形成特异抗原。其次，通过转基因技术，让猪的器官上皮细胞表达一些人的补体调节蛋白，将猪的器官人源化，人和其他灵长类动物则会误认为是同类的器官，也可以避免或减轻超急性排斥反应。

这些机理是 20 世纪 90 年代初发现的，但是当时转基因动物技术刚刚兴起不久，基因敲除技术更是尚未诞生，因此最早用于异种移植研究的猪器官都是来自携带人源补体调节蛋白基因的转基因猪，包括人衰变加速因子（CD55）转基因猪、膜辅蛋白（CD46）转基因猪和膜反应性溶解抑制因子（CD59）转基因猪等。2000 年，英国研究人员将人 CD55 转基因猪的肾脏移植到食蟹猴体内，移植物存活时间最长可达到 139 天。2005 年，美国科学家将携带人 CD46 基因的转基因猪的心脏移植到狒狒体内，结果移植物的最长存活时间可以达到 109 天。这些研究表明，携带人源补体调节蛋白基因的转基因猪器官可以在一定程度上克服超急性排斥反应，也具有移植到人体的潜力。

尽管转基因猪器官异种移植研究取得一些进展，但是引发超急性排斥反应的罪魁祸首并没有解决。2000 年前后，基因修饰技术迅速发展，科学家已经成功将小鼠、羊等动物的一些基因实现删除，而国际上首批 α-1,3-半乳糖苷转移酶基因敲除猪则是两位华人科学家赖良学和戴一凡培育的，被认为是异种器官移植研究领域的里程碑。2002 年，赖良学及同事在美国学术期刊《科学》上发表研究成果，利用基因打靶技术和核移植技术，成功培育出世界上首批 α-1,3-半乳糖苷转移酶单等位基因敲除猪。2003 年，戴一凡领导的团队也在《科学》上发表论文，宣布首批 α-1,3-半乳糖苷转移酶双等位基因敲除猪诞生。研究人员将 α-1,3-半乳糖苷转移酶基因敲除猪的肾脏或心脏移植到经免疫抑制处理的狒狒体内，最长时间分别达到 83 天和 179 天，表明基因敲除器官也能有效克服超急性排斥反应。

很显然，只有基因敲除，或只有人补体调节蛋白基因的转入，猪器官的异种移植都不能取得理想的存活时间，不过科学家很快将两者合二为一，即培育 α-1,3-半乳糖苷转移酶基因敲除且携带人补体调节蛋白基因的基因工程猪。但令人遗憾的是，由于异种器官移植的很多基础理论问题并没有完全阐明，所以之后的十几年里，异种移植器官的存活时间没有显著改观，异种器官移植研究一度陷入困境，很多研究者和投资者也丧失耐心，一些当初雄心勃勃的公司要么倒闭，要么退出。

直到 2016 年 4 月，美国国立卫生研究院心胸外科研究项目团队在《自然-通讯》上公布了令人振奋的研究成果。该团队早在 3 年前就培育出一种携带人膜辅蛋白基因和人血栓调节蛋白基因，同时 α-1,3-半乳糖苷转移酶基因敲除的基因工程猪，研究人员取出上述基因工程猪的心脏，移植到 5 只狒狒体内，借助一些抗排斥药物，猪的心脏在 5 只狒狒体内平均存活 298 天，最长移植存活时间达 945 天，创造了最长的异种器官存活纪录。不过，该项研究主要是为了研究异种器官排斥反应的机制和抗排斥药物的功效，研究人员并没有取出狒狒自身的心脏。该团队下一步计划将直接用猪心替代狒狒自己的心脏，以了解狒狒仅依靠猪心能存活多长时间。

显然，异种器官移植离临床应用还有一段距离。除了免疫排斥的问题，内源性逆转录病毒感染问题也需要重点关注。好在科学家已培育出内源性逆转录病毒敲除的基因编辑猪，如果异种器官免疫排斥问题得到更好的解决，那么离重启异种器官移植临床试验也将越来越近了。或许在不久的将来，经过科学家的不懈努力，基因工程猪的器官将会获准用于人的临床研究，最终成为一些患者身体的一部分。

培养皿上的人脑*

　　干细胞不仅可以分化成不同功能的体细胞，还能在特制的三维支架上发育成与人类器官结构和功能相似的类器官，只是体积要远远小于实际的器官，因此也被称为迷你器官，其中研究最热门的当属人类大脑的类器官。2018 年初，这种类器官技术被英国自然出版集团旗下的《自然-方法》评选为 2017 年生物科学领域的年度技术，入选理由则如该期刊社论中指出的一样，类器官技术正在向人们展现其巨大的应用潜力。

一、迷你人脑

　　类器官并非新鲜事物，早在 110 多年前，就有科学家尝试在体外培养活的动物组织和器官。不过直到最近几年，随着诱导多能干细胞、3D 细胞培养等技术的发展，在培养皿上培育出来的脑、肠道、肾脏和视网膜等迷你器官，在结构和功能上越来越接近真实的人类器官，并发挥真实器官难以实现的作用。

　　小鼠等常规实验动物的神经系统与人类的存在显著差异，有些神经系统疾病是人类或灵长类特有的，如寨卡病毒引发的小头畸形。而科学家又无法对实际人脑组织和器官进行实验操作，因此科学家亟须找到替代方案，

---

　　*　本文首发于《南方周末》，收入本书时略有改动。

以便更精准地研究人脑结构与功能、神经系统疾病发病机制，以及筛选出治疗这些神经疾病的新药物及新方法。

5 年前，奥地利科学院分子生物技术研究所的于尔根·克诺布利希（Juergen Knoblich）教授团队率先利用 3D 组织培养技术，将人多能干细胞培育成与人脑结构和功能相似的人脑类器官。研究人员在普通的培养皿中诱导人的胚胎干细胞或诱导多能干细胞形成神经外胚层细胞团，接着将神经细胞团转移到一种呈半球形隆起的人工基底胶液滴上，以支撑细胞团向更复杂的组织结构发育。大约两周后，再将液滴上新生的脑组织移入一种可以不停旋转的培养装置中，以便脑组织更好地吸收营养，20～30 天后，人脑的类器官就能形成，并含有与人类大脑区域相对应的各种独特区域，如前额皮质、枕叶、海马等，甚至位于大脑皮质最内层的星状胶质神经细胞也能分化出功能正常的神经元。

这是科学家首次在实验室中培育出最接近人脑结构的类器官，相当于人类胎儿 9 周时大脑的大小。显然人脑类器官的复杂度还无法与实际人脑相比拟，但是已经可以模拟人脑的一些主要结构和功能，展现出巨大的应用前景。

克诺布利希教授团队还利用一名严重小头畸形患者的皮肤上皮细胞诱导出多能干细胞，采用上述技术，培育出患者特有的大脑皮质类器官。该患者的大脑类器官发育比其他正常人的类器官要小得多。进一步观察发现，患者类器官中的星状胶质神经细胞在自身数量不足时即开始分化出神经元，导致神经元数量同样不足，致使类器官最终变小。研究人员还发现，该患者携带一种基因突变是导致小头畸形的主要原因，当将这种基因所表达的蛋白质添加给患者的大脑类器官时，它竟然能恢复到正常大小。这项研究显示，类器官可以作为神经系统疾病致病机理研究和治疗药物筛选的理想工具。

该研究发表在《自然》上，受到国际同行和各大主流媒体的广泛关注。正因为该研究和其他研究者的突出工作，类器官技术被美国《科学家》评为"2013 年生命科学的重大突破"。之后，国际人脑类器官研究进入快速发展阶段。2018 年 1 月 3 日，《自然-方法》将类器官技术评选为 2017 年生物科学领域的年度技术。

二、筛选新药

2018 年 8 月，克诺布利希教授团队又在《自然-方法》上发表最新研究成果，他和同事利用基因编辑技术，将引发恶性胶质瘤的基因突变引入正常人的诱导多能干细胞中，再将该干细胞培育成大脑类器官，这些大脑类器官最终也产生了恶性胶质瘤。研究人员还用长出肿瘤的大脑类器官验证一种正在临床试验中治疗恶性胶质瘤的药物，结果发现该药物的确能显著减少肿瘤细胞的数量。之后用大脑类器官对另外 4 种功能相似的候选药物进行验证，检测出其中一种也能达到同样的疗效。这项重要的研究表明，大脑类器官不仅能模拟人类脑部肿瘤，还能用于新药筛选。

美国凯斯西储大学医学院保罗·特萨尔教授团队一直致力于利用干细胞技术治疗神经系统疾病。该团队利用人体胚胎干细胞、正常人和患者的诱导多能干细胞，在培养皿培育出能模拟人脑皮质的球形类器官。与之前的研究不同的是，特萨尔教授团队培育的人脑类器官，通过特殊的药物处理，不仅能形成神经元、星形胶质细胞和少突胶质祖细胞，还首次诱导分化出能产生髓鞘的少突胶质细胞，新生的髓鞘能逐步包裹在神经元周围，与正常大脑的髓鞘功能相当。该研究于 2018 年 9 月发表在《自然-方法》上。

少突胶质细胞对大脑健康至关重要。它们负责产生髓鞘——一种包裹和支持神经细胞连接的脂肪物质，就像电线周围的绝缘物一样。当髓鞘受损时，细胞不能有效地相互沟通，导致患者出现麻木、反射丧失、运动不协调和疼痛等症状。许多神经系统疾病是由髓鞘缺陷引起的，包括多发性硬化和脊髓损伤等。

该研究团队将之前评价过的、刺激髓鞘产生的两种药物作用于这种类器官，发现这些药物能显著提高少突胶质细胞产生和髓鞘形成的速率与程度。研究人员还特意从脑白质营养不良综合征患者身上采集皮肤细胞，诱导产生多能干细胞，再培育出患者的大脑类器官。结果发现，类器官的脑白质营养不良指标与患者症状严重程度一致，也就是说，特萨尔教授团队培育的大脑类器官具有模拟神经系统疾病的潜力。

三、更多的应用

2018 年 4 月 16 日，美国索尔克生物研究所的弗雷德·盖奇教授领导的研究小组在《自然–生物技术》上发表最新研究成果，首次将人脑类器官移植到了小鼠的脑部，类器官成功地融入小鼠的大脑中，生长出只存在于人类大脑皮质特定区域的神经元、神经胶质细胞以及神经干细胞等人脑成分，到第 14 周时，这些类器官的区域已布满血管，可正常输送养分和氧气，支撑类器官存活长达 230 天以上。更令人惊讶的是，类器官所产生的神经元还能与小鼠神经元形成突触，有可能相互交换信息。这是首次将人脑类器官移植到其他哺乳动物大脑中，不仅能正常存活，还能发育成人类的神经组织。这一研究结果表明，人脑类器官将来有望用于脑部神经系统修复。

另据美国《科学》6 月 20 日报道，美国加利福尼亚大学圣迭戈分校的遗传学家阿里松·穆特里（Alysson Muotri）博士团队正在培养具有尼安德特人特征的人脑类器官。之前，科学家已经从出土的骨骼化石中残存的DNA 拼凑出尼安德特人基因组 DNA 序列，与智人的基因组相比，至少有 200 多个编码蛋白质的基因存在显著差异。穆特里博士更关注一个叫 *NOVA1* 的基因，它在现代人类的早期大脑发育中起重要作用，并且与孤独症和精神分裂症有关。研究人员首先从一个正常人类的皮肤中培育出人诱导多能干细胞，然后通过 CRISPR/Cas9 技术，将人类基因组中的 *NOVA1* 基因替换成尼安德特人的基因，培育出含有尼安德特人 *NOVA1* 基因的大脑类器官。

初步研究结果显示，这种尼安德特人大脑类器官呈"爆米花"形状，而现代人类的类器官呈半球形，而且尼安德特人大脑类器官神经元迁移速度比普通人脑类器官的要快。这项研究显示，大脑类器官在研究古人类神经发育方面也具有一定的应用潜力。

值得一提的是，2016 年 5～6 月，《科学》《细胞》《自然》三家国际顶级学术期刊连续发表了三篇关于利用大脑类器官技术进行塞卡病毒引发小头畸形致病机理研究的重要论文，发现塞卡病毒快速侵入大脑后，会显著降低神经细胞的增殖能力、生存能力和生长速度，加速其凋亡，并逐步破坏大脑皮质层。这些研究掀起了类器官研究病毒致病机理和药物筛选的研究热潮。

四、伦理争议

与其他新兴生物技术一样，对大脑类器官技术也存在一些伦理争议。自 2013 年大脑类器官培育成功之后，很多媒体和专家提出了类器官的伦理问题。比如说，是否需要患者特别同意或授权研究人员用其干细胞来培育类器官；这些类器官自身会不会有感觉，如痛觉；等等。

另一个争议的焦点在于：是否应该允许将人脑的类器官移植到动物体内，比如将人脑类器官移植到小鼠体内，会不会让小鼠变得更聪明，从而培育出有人类思维或意识的动物？

伦理学家还有一种担心：这些培养皿中的迷你大脑会不会产生某种意识？目前，这种人脑类器官最大的直径约为 4 毫米，只含有 200 万～300 万个细胞，而成年人的大脑体积约为 1350 立方厘米，由 8600 亿个神经元和相似数量的非神经元组成，因此大多数科学家都认为，这种大脑类器官基本不可能产生什么意识。

不过随着研究的深入，这种类器官会变得更大、结构更复杂、功能更强大，意识也可能随之而来。例如，美国加利福尼亚大学圣迭戈分校的阿里松·穆特里博士计划将人脑类器官与某些微型机器人结合，研究这些类器官能否控制机器人的运动。目前，美国国立卫生研究院制定了禁止将人类干细胞植入其他动物大脑的指南，但还没有关于人脑类器官的规则。或许不久的将来，各国也将出台关于类器官技术的指南，进一步规划相关研究。

无论如何，人脑类器官已展现出巨大的应用潜力，科学家正在将其逐步完善，并推向应用，技术难题和伦理争议也就能得到很好的解决，届时培养皿中的"迷你大脑"将发挥更大的作用。

打印一个会呼吸的肺*

　　器官移植是 20 世纪以来最伟大的医学成就之一，但是器官供体严重短缺是全球性难题。科学家开发出一种基于患者自身细胞的人体器官 3D 打印技术，为苦苦等待器官供体的患者带来了新的希望。2019 年 5 月，美国赖斯大学和华盛顿大学等机构的研究人员利用 3D 生物打印技术，成功打印出第一个具有"呼吸"功能的 3D 肺脏模型，成为近年来如火如荼的 3D 生物打印研究领域最令人瞩目的进展，将来患者甚至可以定制完全与自己匹配的 3D 打印器官。

一、3D 打印技术带来希望

　　从 20 世纪 50 年代开始，器官移植技术日益成熟，挽救了全球数以百万计患者的生命。据美国器官捐献网站统计，2018 年美国共进行器官移植 3.65 万例，而每年等待器官移植供体的患者多达 12 万，器官短缺较为严重，每天有 30 多人在等待器官的过程中死亡。我国是世界上器官捐献和开展器官移植数量第二多的国家，2018 年共完成器官移植两万余例，但是我国每年约有 30 万器官衰竭患者需要进行器官移植，因此器官供体缺口更大。3D 生物打印技术为那些长时间等待器官供体的患者带来了新的

<hr>

　　＊ 本文首发于《南方周末》，收入本书时略有改动。

希望。

3D 生物打印技术是利用计算机模拟技术，参考真实组织器官的结构，通过 3D 生物打印设备，像喷墨打印机打印纸张一样，将可降解的、具有生物相容性的非生物材料批量制作成具有三维立体结构的细胞脚手架。然后，让某些细胞在脚手架上生长并融合成组织或器官，再将细胞脚手架的非生物材料冲洗或生物降解，留下的就是与真实器官结构和功能相似的 3D 打印组织或器官。

自 21 世纪初开始兴起以来，3D 生物打印技术在骨骼、软骨组织、关节、皮肤、耳郭甚至心脏瓣膜等人体组织上展现出巨大的应用潜力，并取得初步成功。除了药物筛选、手术规划、医学教学等用途，一些 3D 打印组织也开始进入临床应用阶段。但是，制作可供移植的 3D 打印器官则是 3D 生物打印技术的国际难题，特别是肺脏、心脏和肝脏等实体器官。因为这些实体器官结构复杂，器官内部布满细微的毛细血管。对这些实体器官进行 3D 打印时，不仅需要模拟相似的器官框架结构，更关键的是，必须形成复杂的毛细血管网络，使得 3D 打印器官血管化，最终将氧气和营养成分运送到器官各处，并将器官产生的废气和废料运送出来，这样才能让 3D 打印器官具备它们应有的生理功能。

二、能"呼吸"的 3D 打印肺泡

2019 年 5 月 3 日，来自美国莱斯大学和华盛顿大学等研究机构的科学家在《科学》上宣布，他们利用一种叫作投影立体光刻的 3D 生物打印技术，制作出一个具有多血管网络、能"呼吸"的小型 3D 打印肺脏模型。

为了制备这种 3D 打印肺脏模型，研究人员首先对细胞脚手架的材料进行了筛选。由水和聚乙二醇二丙烯酸酯组成的水凝胶是 3D 生物打印最常用的基础打印材料之一，就像纸张打印机的黑色喷墨一样。不同的是，水凝胶可以从液态变成固态，在光线的作用下逐层固化，从而实现所打印组织或器官模型的立体化。为了刻印血管网络，需要添加光吸收材料，但是有些化学材料存在细胞毒性,不能用于生物打印。于是,莱斯大学的研究人员筛选了一些广泛应用的食品染色剂,如柠檬黄、姜黄素或花色素苷等材料,最后确认柠檬黄效果比较好,能显著提高立体光刻的效率和精确性。研究人员选择食品染色剂作为光吸收材料,一方面,是因为这些食品染色剂具有较好的生物相容性;另一方面,是因为这些染色剂易于冲洗或降解,便于后续操作。

　　该模型并非整个肺脏,只是模拟一个肺泡结构,大小跟一枚五角硬币相近,但是其中有很多相互缠绕的微细中空管道,包括"血管"和"气管",最细的管道直径可达 1 毫米。这一 3D 肺泡模型就像一个红色网袋包裹着一个中空气囊,红色网袋模拟血管系统,气囊相当于通往肺泡的气管,可以允许氧气进出并渗入周边的"血管",以使红细胞结合氧。这个 3D 打印肺泡的制备过程大约为 1 个小时,如果通过上述方法制备更多的 3D 打印肺泡,即可组装成一个 3D 打印肺脏模型。

　　为了验证这种 3D 肺泡模型血管和气管系统能否相互配合,能否让 3D 肺泡发挥基本的生理功能,研究人员将脱氧的人红细胞注入这些微细管道,同时在气囊管道中注入气态氧。结果发现,入口处的血红细胞颜色由深红色变成出口处的鲜红色,即富氧红细胞,说明 3D 打印肺泡能实现氧气的交换;氧含量测定也表明,流经这个 3D 打印肺泡模型的血管之后,红细胞可以将 3D 打印肺泡气道中的氧气运送出去,即实现了肺脏的"呼吸"功能。相应地,该 3D 打印肺泡模型还可以像真实肺泡呼吸时一样进行扩展和收缩。

　　制造 3D 打印器官模型的最终目的是让人体细胞正常生长、分化、形成组织乃至构建接近真实的器官结构。研究人员将人间充质干细胞植入该 3D 打印肺泡中进行培养,结果这些干细胞能正常生长和分化。更进一步,研究人员还利用类似方法制备出一小块具有多血管系统的小鼠 3D 打印肝脏组织,并将其移植到肝脏受损的小鼠体内。结果两周后,这些 3D 打印肝脏的细胞能在小鼠体内正常生长,并发挥肝脏的基本功能。

这些研究是科学家首次利用 3D 生物打印技术制作出具有生理功能的 3D 打印实体器官，对于研发可供移植的 3D 打印器官具有重大的借鉴意义，因此登上了《科学》的封面。

三、什么器官都能打印

除了肺脏，世界各国的科学家也在争先恐后地开展其他的 3D 打印器官研究。一份印度市场分析报告显示，预计到 2023 年，全球 3D 生物打印市场将达到 19 亿美元，来自美国、中国、日本、以色列，以及欧盟等国家和地区的公司和研究机构是这一领域的主要参与者。

据《今日美国》等媒体 2019 年 4 月中旬报道，以色列特拉维夫大学的研究人员利用 3D 生物打印技术，制备出一个相当于兔子心脏大小的 3D 打印心脏，不仅包括多种活的心脏细胞，还包括血管和其他支撑结构和左右心室，具备了心脏的基本解剖结构，以及机械稳定性和坚固性。该心脏模型所有细胞均来自一名患者的脂肪组织，研究人员将脂肪组织转化形成干细胞，再由干细胞分化成不同的心脏细胞。这样利用患者自身干细胞形成的组织和器官进行心脏修补或移植时，可以显著减少免疫排斥反应。这个只有 2.5 厘米长的 3D 打印心脏模型可以进行液体灌注，不过并不具备泵送血液等生理功能。这是科学家首次利用真实的生物材料制成的 3D 打印心脏模型，证明了未来在设计个性化组织和器官方面的潜力。以色列的科学家希望进一步改进这一技术，将来能修复患者受损的心脏，以治疗相关的心脏病。

食管切除术是食道癌的主要治疗手段，但是现有人工食道大多缺乏生物相容性。2019 年 3 月一篇发表在《科学公共图书馆·综合》上的论文显示，日本长崎大学的研究人员利用 3D 打印技术，将人皮肤成纤维细胞、人食道平滑肌细胞、人骨髓来源的间充质干细胞和人脐静脉内皮细胞作为细胞来源，制备出一种由全细胞组成的 3D 打印食道，并移植到大鼠体内，证明这种 3D 打印食道能有效替代大鼠的食道。

2019 年 1 月，哈佛大学的一个科研团队制备了 3D 打印肾小管模型，这些 3D 打印肾小管含有与真实肾小管相似的上皮细胞和内皮细胞形态，以及管腔结构，可以进行连续灌注，还能模拟人体肾脏重吸收功能，将葡萄糖转运至相邻的血管。该研究发表在《美国国家科学院院刊》上。

科学家不仅在地面实验室开展激烈竞争，而且将这种 3D 生物打印研究的竞争引入太空。据俄罗斯媒体报道，2018 年 12 月初，俄罗斯首次在太空国际空间站，利用 3D 打印技术将干细胞和其他材料打印成人类软骨组织与啮齿动物甲状腺。俄罗斯研究人员认为在微重力环境下，3D 打印的生物组织更符合正常尺寸，这些生物打印组织将可用于研究辐射对身体有何影响等问题，更希望将来这些生物打印组织能达到医学应用水平，为修复长时间太空航行的宇航员的受损组织提供帮助。该报道还称，美国也计划在近期开展太空 3D 生物打印研究。

值得一提的是，美国加利福尼亚一家生物技术公司看准 3D 生物打印的市场，开发出一种 3D 预血管组织系统，即可根据客户需要，3D 打印出各种含有毛细血管结构的三维细胞脚手架，使得原来在二维空间生长的细胞可以在三维空间生长，从而更好地模拟体内组织，可用于新药筛选、毒理学研究、肿瘤免疫疗法开发等方面。

血管化 3D 打印器官何时能进入临床应用呢？莱斯大学副教授乔丹·米勒博士对媒体表示，随着技术的成熟，目前可以对人体任何复杂的组织和器官进行精准的 3D 打印，希望这种 3D 打印器官在未来 20 年内实现临床应用。尽管这种 3D 打印器官距离真正临床应用还有待时日，不过很多科学家正在快马加鞭，希望能尽快实现这一梦想。

猪胰岛治疗糖尿病*

　　猪的胰岛素与人的胰岛素只有一个氨基酸的差别，20世纪80年代重组人胰岛素大规模生产之前，猪胰岛素作为糖尿病治疗药物已经使用了数十年。因此，科学家推测猪胰岛也能在人体内发挥分泌胰岛素的功能，事实证明，猪胰岛移植到人体内的确可以分泌胰岛素，起到治疗Ⅰ型糖尿病的作用。

　　2016年9月，《病毒研究》等学术刊物刊登多篇论文披露，日本和新西兰的研究人员曾在阿根廷开展了利用猪胰岛异种移植治疗8名Ⅰ型糖尿病患者的临床试验，取得不错的疗效。一旦这些临床试验证明猪胰岛移植安全有效，预计在不久的将来会在临床上获得广泛应用。

一、人胰岛来源有限

　　糖尿病原是"富贵病"，如今已成为全球患病人数最多的疾病之一。世界卫生组织调查显示，2014年全球糖尿病患者达4.22亿，其中中国占1/4，全球每年有超过500万人因糖尿病并发症死亡。

　　糖尿病分为Ⅰ型和Ⅱ型等，其中Ⅱ型糖尿病占90%以上，但患者发病慢，一般口服降糖药物即可控制病情；Ⅰ型糖尿病患者主要是因为体内胰

---

　　* 本文首发于《南方周末》，收入本书时略有改动。

腺产生胰岛素的细胞受到损坏，不能生成足够的胰岛素，导致血糖水平持续升高，出现糖尿病症状。Ⅰ型糖尿病患者在糖尿病人群中只占5%，但是这种糖尿病发病急，常常易并发眼底视网膜病变、肾脏病变和神经病变等，如不及时治疗，还可能危及生命。

与Ⅱ型糖尿病不同的是，Ⅰ型糖尿病的常规治疗需要每天注射胰岛素，而且是终生服药，不少患者生活难以自理，给患者及家属造成极大的痛苦。研究表明，将正常的人胰岛细胞移植到Ⅰ型糖尿病患者体内，可帮助患者减少甚至摆脱对胰岛素的依赖。不过，与人体器官严重短缺一样，人胰岛细胞来源也非常有限，因此可以求助于猪。

二、猪胰岛带来希望

早在20世纪90年代初，瑞典科学家率先开展了大胆尝试，将猪胰岛细胞移植到10名胰岛素依赖糖尿病患者体内，之后200~400天里，研究人员仍能在4名患者的尿液中检测到少量的猪胰岛素C端肽段，表明猪胰岛能长时间在患者体内成活并发挥功能。不过毕竟是外来细胞，"火眼金睛"的人体免疫系统很快认出它们，并启动清除程序，导致实际疗效并不理想。之后近30年里，尽管国际上也曾出现几例猪胰岛异种移植的临床研究报道，但是免疫排斥反应始终未能很好解决。直到近几年，日本和中国相继正式批准猪胰岛异种移植临床试验，各国科学家也各出奇招来减少免疫排斥反应，为Ⅰ型糖尿病治疗带来了新的希望。

2016年9月，据《病毒研究》等国际期刊的多篇学术论文报道，日本、阿根廷和新西兰的研究人员合作，对8名Ⅰ型糖尿病患者开展了猪胰岛异种移植治疗，取得不错的疗效。

这个临床试验开始于2011年8月，为期一年，临床试验地点则选择了阿根廷首都布宜诺斯艾利斯市的贝隆夫人医院。之所以选择阿根廷，主要是阿根廷政府对于新的医疗技术持开放态度，而且民众对猪胰岛异种移植接受度较高。贝隆夫人医院研究人员做的一项调查显示，在受访的108名拉美裔糖尿病患者中，有 79%的人愿意接受猪胰岛移植治疗。

研究人员选择了新西兰的奥克兰岛猪作为胰岛的供体，这种猪长期处于封闭的环境，群体遗传性比较一致，携带的病原微生物较少，便于控制特定病原微生物，已成为异种移植用胰岛的标准供体。在新西兰，研究人员将新生的猪胎儿胰脏取出，在实验室条件下进行胰岛分离和培养，将体外培养的胰岛装入一种特制的微胶囊内，再把微胶囊空运至阿根廷，贝隆夫人医院的医生则通过腹腔镜将胰岛微胶囊输入 8 名 I 型糖尿病患者的腹腔中。受试患者被分成两个组，每组 4 人，高剂量组的移植剂量是低剂量组的 2 倍，分别移植 2 次，相隔 3 个月。

经过 30 个月的临床观察，高剂量的受试组患者的糖尿病主要指标——糖化血红蛋白，在第一次移植时就恢复到正常水平，之后一直保持在正常范围之内，胰岛注射量也显著减少，而且除了一名患者出现麻醉性肠梗阻之外，其他患者都没有明显的不良反应。另外，也没有观察到猪内源性逆转录病毒感染问题，表明这种微胶囊猪胰岛移植治疗 I 型糖尿病具有较好疗效。

《湖南日报》报道，中南大学湘雅三医院也开展了类似的临床研究。2013 年 7 月至 2016 年 2 月，中南大学湘雅三医院王维教授联合澳大利亚悉尼大学建立了诱导免疫耐受新技术，即在体外将猪胰岛伪装成"人"的胰岛，"骗过"人体免疫系统的检测，以减少免疫排斥反应。王维教授团队先后为 3 名 I 型糖尿病患者移植猪胰岛来进行糖尿病治疗，胰岛素供体来自中南大学湘雅三医院自行繁育的、符合世界卫生组织标准的无指定病原体（DPF）供体猪。1 名患者的糖化血红蛋白水平完全恢复正常，另外 2 名患者的糖化血红蛋白水平则有显著下降，而且胰岛素剂量下降了 56%～80%，显著高于日本和新西兰同行试验的 20%。经过猪胰岛移植治疗后，3 名糖尿病患者均取得较好疗效，生活质量也有显著改善。

基于上述良好的临床试验结果，中南大学湘雅三医院研究团队计划继续扩大样本进行大规模临床试验，以争取早日造福更多的糖尿病患者。

中国新闻网报道，2016 年 8 月和 9 月，中南大学湘雅三医院再次进行了两例猪胰岛移植治疗糖尿病手术，目前手术效果仍在观察中。

三、基因改造猪值得期待

虽然日本和中国开展的猪胰岛异种移植临床试验均取得令人鼓舞的疗效，但是仍有较大的提升空间。其中，日本科学家领导开展的临床试验中，胰岛素剂量仅减少 10%～20%，而中国科学家开展的临床试验，3 名患者中有 2 名的胰岛素剂量也只减少 50%，而且糖尿病主要指标——糖化血红蛋白未能恢复正常。这些问题可能都是人体免疫排斥反应在作怪，导致移植的猪胰岛难以发挥全部功能。如果能对这些胰岛供体猪进行基因工程改造，将猪胰岛伪装成人的细胞，或许能逃过人体免疫系统的攻击。

2009 年，美国匹兹堡大学的研究团队培育出一种携带人 CD46 基因的转基因猪，能使 CD46 这种人的补体调控蛋白在胰岛细胞表达。研究人员将这种表达人 CD46 蛋白的猪胰岛细胞通过门静脉注射到患有糖尿病的猴子体内，观测结果显示，表达人 CD46 蛋白的猪胰岛很快在猴子体内发挥作用，约有 80%患有糖尿病的猴子的血糖很快恢复正常，既不需要限制饮食，也不需要依赖胰岛素，持续时间超过 3 个月，其中有 1 只猴子的猪胰岛存活时间超过 1 年，而非转基因猪胰岛的存活时间不超过 1 个月，这表明经过基因修饰的猪胰岛具有控制糖尿病的潜力。

不过，由于猪胰岛存活时间仍不理想，且受到政策限制，科学家没有急于将这种转基因猪胰岛应用到临床。2014 年，同一个研究小组又培育出 3 种多基因修饰猪，这些基因修饰猪是在敲除 α1,3-半乳糖苷转移酶基因和转入人 CD46 基因基础上，再转入另外 1～3 种免疫调节蛋白基因，并将这些多基因修饰猪的胰岛移植到患有糖尿病的猴子体内。不过令人遗憾的是，虽然也有 1 只患有糖尿病的猴子体内的猪胰岛存活期超过 1 年，但是整体疗效并不比 2009 年携带人 CD46 基因的转基因猪的胰岛移植试验好多少。

从这些猪胰岛移植到灵长类动物的试验来看，虽然所涉及的多个基因都与抗免疫排斥反应有关，但是这些基因如何更好地协同作用，可能还需要更深入的研究。随着基因编辑技术的兴起，将会有更多基因修饰猪被研制出来，一旦科学家找到更好的基因修饰猪作为胰岛供体，极有希望使糖尿病患者彻底摆脱对胰岛素的依赖。

人猪嵌合体胚胎带来的希望*

对于那些遭遇致命器官病变的患者来说，器官移植已成为他们重获新生的唯一希望，但是全球性器官严重短缺，又让希望变成绝望。2017 年 1 月 26 日，美国和西班牙的科研小组在国际著名学术刊物《细胞》上公布了一项人猪嵌合体胚胎的开创性研究成果，使得科学家利用猪的身体生产出人类器官的梦想又向现实靠近了一步，有望解决这一国际性难题。

一、人猪嵌合体胚胎培育成功

自 20 世纪 50 年代人类首次成功实施器官移植手术以来，器官移植手术已成为挽救器官病变患者的主要手段，常见的移植器官包括肾、心、肝、肺和胰腺等。世界卫生组织的报告显示，全球每年实施的器官移植超过 11 万例。由于医疗技术先进和国民器官捐献率较高，美国是实施器官移植最多的国家之一，过去 25 年，美国实施的实体器官移植数量超过 60 万例。中国每年实施的器官移植手术则只有 1 万例左右，有 100 多万名患者在苦苦等待器官供体。显然，绝大多数患者只能痛苦地接受等不到器官供体的现实，器官供体严重短缺也已成为国际性难题。

大多数国家的器官移植主要依靠志愿者捐献，但是受宗教、传统观念

---

* 本文首发于《南方周末》，原标题为"人猪嵌合胚胎带来的希望"，收入本书时略有改动。

等多种因素影响，志愿者捐献的器官数量难以满足巨大的临床需求，于是科学家将目光转向了动物身上。猪的器官大小、生理结构、代谢特性与人的较为接近，而且猪饲养方便，生长快速，已经成为异种器官移植的理想供体。而将人多能干细胞移植到猪的早期胚胎，制作成人猪嵌合体胚胎，希望能在猪身上长出人类器官，以供人类器官移植，则是异种器官移植研究领域的最新方向。

2017 年 1 月 26 日，美国《细胞》杂志发表了一篇关于人与动物嵌合体胚胎的研究论文。该项研究由美国索尔克生物研究所牵头，西班牙穆尔西亚大学等研究机构参与，华人科学家吴军博士是该论文的第一作者。这篇论文能引起媒体和公众的广泛关注，是因为该研究在国际上首次实现了人多能干细胞与猪早期胚胎成功嵌合，重新燃起了异种器官移植的希望。

吴军等首先在实验室利用人的皮肤组织诱导生成人多能干细胞，理论上这种多能干细胞在一定条件下可以分化成任何人体细胞，包括心肌细胞、神经细胞等。研究人员将这些诱导多能干细胞移植到猪的早期胚胎，成功培育出一批人猪嵌合体胚胎，这些胚胎在代孕母猪子宫内发育了 3～4 周，这相当于人类怀孕 8～10 周。与普通胚胎相比，这些嵌合体胚胎在母猪体内的发育情况没有显著差异。

研究人员在这些人猪嵌合体胚胎中检测到了不同程度的嵌合，不过人细胞在猪胚胎中的嵌合率非常之低，估计每万个猪细胞中仅有 1 个人类细胞，低于大鼠多能干细胞在小鼠胚胎中的嵌合率。一方面，这显示人和猪之间的进化距离要大于大鼠和小鼠；另一方面，也可能因为研究人员并没有对猪胚胎进行基因编辑，从而形成器官"空位"以供人的多能干细胞来填补。

这一里程碑研究是国际上第一次证明人类细胞能在猪胚胎中存活，不过并没有观察到这些人类细胞是否能在人猪嵌合体胚胎中发育成人类器官。在同一篇论文中，研究人员还建立了啮齿动物模型，验证了异种培育的嵌合器官能在体内正常发育，并发挥正常生理功能。

二、异种培育器官功能正常

在培育人猪嵌合体胚胎之前，美国索尔克生物研究所研究人员首先建立了小鼠与大鼠嵌合体胚胎模型，以验证其研究思路的可行性。他们利用CRISPR-Cas9基因编辑技术，敲除掉小鼠受精卵中一些决定器官生成的关键基因，使得这些小鼠的胰脏、心脏和眼睛等器官不能正常发育，形成了器官"空位"，然后将大鼠的多能干细胞注射到上述经基因编辑的小鼠胚胎中，构建成小鼠与大鼠嵌合体胚胎。结果发现，这些嵌合体胚胎能在小鼠子宫内正常生长发育，出生后能健康生活两年以上，相当于人类寿命的60岁左右。更令人惊喜的是，尽管控制小鼠胰脏和眼睛等器官发育的基因被敲除，但这些嵌合小鼠在大鼠多能干细胞的帮助下，成功发育出新的嵌合胰脏和眼睛等器官，并且这些器官能在小鼠体内发挥正常生理功能。

就在上述论文在《细胞》上发表的前一天，英国著名学术期刊《自然》也在线发表了日本科学家的类似研究成果。日本东京大学等机构的研究人员采用与吴军等类似的技术路线，就如同事前达成默契一样，日本科学家将大鼠和小鼠进行了对调，他们利用基因编辑技术将控制大鼠胰脏发育的基因敲除，再将小鼠多能干细胞移植到大鼠早期胚胎中，培育出大鼠与小鼠嵌合体胚胎。结果，新生大鼠长出了含有小鼠细胞的嵌合胰脏，大小与大鼠胰脏差不多。

比美国科学家的研究更加深入的是，日本研究人员从这种嵌合胰脏中分离出能正常分泌胰岛素的胰岛组织，并移植到患糖尿病的小鼠体内后，成功控制了小鼠的血糖水平，1年后小鼠的血糖值依然维持在正常水平。

上述两项研究表明，利用多能干细胞嵌合体胚胎实现异种器官大规模生产的科学幻想有可能成为现实，科学家下一步将在猪等大型动物身上开展类似研究，以进一步确证利用猪的身体生产可供移植人类嵌合器官的可行性。

通过这些研究，科学家最终希望能从那些需要器官移植的患者身上采集皮肤细胞，再诱导产生多能干细胞，进而培育成人猪嵌合体胚胎，在猪等动物体内生产出含有功能性人类细胞或组织的嵌合器官，最后将这些嵌合器官移植到患者体内，以减轻或消除异种器官移植所面临的最大障碍——免疫排斥反应。

三、争议和希望

无论是人猪嵌合器官还是人源化猪器官，一旦在关键技术上取得突破，不仅能大规模生产可供移植的器官解决器官短缺问题，还能利用基因工程技术，针对患者定制免疫排斥反应小的异种器官，这是人体捐献器官都无法比拟的优势。

不过，对大多数人来说，这些前沿科技似乎只是神话故事或科幻小说里才有的情节。因此，这些异种器官培育和移植在公众与管理层面还存在较大的伦理争议。

有人担心这些嵌合猪会不会越来越接近于人类，甚至拥有人类的思维与意识。不过，从事异种器官移植研究的科学家认为这种情况发生的概率几乎为零，因为这些异种器官只含有少量的人类细胞或少数几个人类基因，而且科学家可以对人多能干细胞的发育进行调控，以分化成所需要的组织器官，同时也可以限制其向神经系统或生殖系统分化。当然科学家也非常谨慎，正如美国明尼苏达大学神经外科专家沃尔特·洛（Walter Low）教授对英国广播公司所说的，"我们会仔细监控每一个嵌合体胚胎，如果发现其比较接近人类，我们将马上终止妊娠"。洛教授团队正在尝试利用人猪嵌合体胚胎，生产人类神经元，以治疗阿尔茨海默病和帕金森病等神经疾病。

另一些人则担心这些异种器官移植会将猪的病毒传播到人身上，特别是一些潜伏在猪基因组中的逆转录病毒。虽然科学家至今并没有观测到猪逆转录病毒感染人的案例，但是鉴于艾滋病病毒的危害，这一担心实际上已成为异种器官移植难以临床应用的重要障碍之一。

基于这些担心和伦理争议，各国政府也对人体嵌合体胚胎研究表明了态度。法国、日本、德国等国家立法禁止对人类胚胎进行嵌合研究，即禁止将动物干细胞引入人类胚胎中，但是对进行人胚胎干细胞与动物胚胎的嵌合研究则没有明确规定。美国没有法律禁止此类研究，但是国立卫生研究院 2015 年 9 月曾表示将不资助人与动物嵌合研究，美国索尔克生物研究所的人猪嵌合体胚胎研究就曾受到影响，不过一年以后，经过与科学家、伦理学家等研讨，近期美国国立卫生研究院的态度发生了转变，将对此类研究申请进行个案分析。

由于市场需求巨大，尽管政府的支持态度不太明朗，但是风险资本对此似乎表现出较大的兴趣。2014 年 5 月，美国联合治疗集团旗下的伦格（Lung）生物技术公司计划投资 5000 万美元开展人源化猪器官研究，其旗下的雷维威科（Revivicor）公司则正在北卡罗来纳州建设世界上最大的异种器官工厂，计划每年生产 1000 个以上的器官。

显然，异种器官移植距离真正临床应用还为时尚早。除了诸多技术难题尚待解决之外，这些异种器官培育和移植还存在较大的伦理争议。科学家应该充分考虑公众对这些前沿技术的担忧和顾虑，谨慎开展相关研究，在解决所有技术难题和确保安全之前，不应贸然开展异种器官移植的临床应用。

基因编辑猪可用于烧伤患者皮肤修复*

烧伤是一项全球性公共卫生问题。据世界卫生组织估计，每年约有1000万人受严重烧伤之苦，其中约有18万人因烧伤而死亡。体外培养的自体皮肤移植是救治严重烧伤患者的常见手段，不过在紧急情况下，外科医生还需要从尸体身上取出皮肤进行临时性皮肤移植，以降低感染风险，而这种尸体皮肤也经常供不应求。最近，中国和美国等国家的科学家正在尝试利用基因编辑猪的皮肤来替代尸体皮肤，进行烧伤患者皮肤移植，取得了可喜的进展。

一、临时性皮肤移植

美国《新科学家》等媒体2020年1月下旬报道，深圳市臻质医疗科技有限公司、中国科学院深圳先进技术研究院和南昌大学第一附属医院等多家机构的研究人员培育出一种基因编辑猪，并将基因编辑猪的皮肤移植到试验用的食蟹猴身上，建立了猪-食蟹猴异种皮肤移植模型。在没有注射任何抗免疫排斥反应药物的情况下，这些猪皮肤移植物可在猴子身上存活25天以上，超过大多数国际异种皮肤移植物的存活时间。研究人员将计划申

---

*　本文首发于《南方周末》，原标题为"皮肤移植的新希望：基因编辑猪可用于烧伤患者皮肤修复"，收入本书时略有改动。

报基因编辑猪皮肤治疗烧伤患者的临床研究，希望能将这些基因编辑猪皮肤应用于严重烧伤患者的临床治疗上。

对严重烧伤患者进行皮肤修复，最有效的是利用患者自身的皮肤进行移植。一般需要先从患者身上取出正常的皮肤，直接进行皮肤移植，或者经过体外组织培养后再进行移植。前者面临自体皮肤不够用的问题，后者则面临等待时间较长等问题。如果不及时进行皮肤移植，严重烧伤患者的伤口可能出现病原体感染、蛋白质和水分流失、难以愈合、疼痛加重等风险，甚至可能致命。

在等待自体皮肤移植之前，外科医生一般要对严重烧伤患者的伤口进行临时性皮肤覆盖，让患者皮肤细胞正常生长，防止伤口溃烂，1～2 周后再拆除这些临时性皮肤，以便移植自体皮肤。这些临时性皮肤包括尸体皮肤、人工皮肤和动物皮肤，主要是为患者赢得宝贵的伤口恢复时间。尸体皮肤移植属于同种异体移植，可在 2～3 天形成血管化结构，免疫排斥反应较小，可起到较好的保护作用，不过这种尸体皮肤获取成本较高，而且往往供不应求。据新西兰广播电台网站报道，2019 年 12 月中旬，新西兰怀特岛火山爆发，造成 20 多名游客严重烧伤，医生不得不花费数百万美元从美国和澳大利亚购买人尸体皮肤。

人工皮肤是利用生物工程培养的皮肤替代物，不能恢复创面体液循环，且无汗腺等关键附件，只能提供短暂的创面机械屏障，而且价格昂贵。动物皮肤移植则属于异种移植，一般采用猪的皮肤，可低成本大量获取，但是免疫排斥反应较大，一般移植 3～4 天就会完全排除。通过基因编辑技术和体细胞克隆技术，将容易引起急性免疫排斥反应的猪基因敲除，并向猪细胞中转入一些人体特有的基因，培育出基因编辑猪，可解决猪异种器官移植的免疫排斥反应，成为国际上异种器官移植领域的研究热点。

此次，深圳市臻质医疗科技有限公司等机构的研究人员先利用基因编辑工具 CRISPR-Cas9 敲除了 3 个容易引发人体免疫排斥反应的猪细胞表面抗原基因，并利用转座子技术转入 6 个可增加人-猪相容性的人体基因，再通过体细胞克隆技术培育出一批基因编辑小型猪。南昌大学第一附属医院烧伤中心的研究人员具体实施了猪-食蟹猴异种皮肤移植手术，并对异种皮肤移植的安全性和有效性进行了系统性评价。在不使用任何免疫抑制剂的情况下，基因编辑猪的皮肤移植物可在猴身上恢复血液供应，并存活 25 天以上，与同种异体的尸体皮肤移植物相当，超过了美国麻省总医院正在开展临床试验的异种皮肤移植物存活最长纪录。这项研究证实了基因编辑猪异种皮肤移植的安全性和显著提高的有效性。

由于引入小型猪的是增加人体兼容性的基因，研究人员推测，在烧伤患者身上的疗效应该更优于在非人灵长类动物身上的实验效果。世界著名异种移植专家、美国阿拉巴马大学伯明翰分校的戴维斯·库珀（David Cooper）教授认为，这些基因编辑猪都适合用于临床试验，而下一个主要障碍将是说服监管机构批准该技术用于人体临床试验。中国研究人员也计划尽快提交临床试验申请，进一步将猪异种移植推向临床应用。

二、临床试验已开始

早在 2018 年底，美国食品药品监督管理局已批准了麻省总医院和 XenoTherapeutics 公司的基因敲除猪皮肤移植 I 期临床试验，这是美国食品药品监督管理局批准的首个非人体器官移植物临床试验。该临床试验由麻省总医院实施，将 XenoTherapeutics 公司培育的基因敲除猪皮肤移植到严重烧伤者身上。该临床试验于 2019 年 3 月开始，至 2020 年 7 月结束，招募了 6 名 18 岁以上的严重烧伤患者。此次临床试验所用到的基因敲除猪是 20 世纪 90 年代由麻省总医院的科学家培育出来的，只敲除了一个猪特有的细胞表面抗原基因（α1,3-半乳糖基转移酶），猪皮肤移植物可在猴子身上存活 13 天。相对而言，深圳市臻质医疗科技有限公司等单位培育的多基因编辑猪，由于敲除了 3 个易引发人体免疫排斥反应的猪细胞表面抗原基因，并转入 6 个可增加人-猪相容性的人体基因，理论上可更好地减轻免疫排斥反应，因此可有效延迟猪异种移植物存活时间。

XenoTherapeutics 公司经过多年研究，从这种基因工程猪身上培育出可以规模化应用的猪异种皮肤移植物 Xeno-Skin，这是一种具有生物活性的、无特定病原体的、分层的异种移植皮肤产品，由基因工程猪皮肤细胞和表皮组织层组成。

2019 年 10 月中旬，麻省总医院烧伤外科医生宣布已开展第一例基因工程猪皮肤移植的临床试验，并取得成功。在手术过程中，他们清除坏死组织后，将一块 5 厘米×5 厘米的基因工程猪皮肤移植物覆盖在志愿者的烧伤伤口上，旁边则覆盖着一块更大的人尸体皮肤。5 天后，外科医生去除了这些临时的尸体皮肤和猪异种皮肤移植物。两种皮肤移植物均与患者的伤口形成了血管化机构，没有显著差别，也没有进一步观察到不良事件。之后，医生将从患者自身大腿上收集的皮肤移植到伤口，这些伤口开始正常愈合，患者也很快得以恢复。

该研究团队计划在未来几个月内开展更多的临床试验。美国联合通讯社报道，新西兰怀特岛火山爆发后，XenoTherapeutics 公司计划向这些严重烧伤患者捐赠猪异种皮肤移植物，以缓解尸体皮肤不足的状况。美国相关机构已向新西兰出售了约 120 平方米的人尸体皮肤，但是仍然无法满足临床需求。

三、异种器官移植受青睐

器官短缺是全球器官移植领域的共同难题，因此异种器官移植越来越被科学家寄予厚望。猪的眼角膜、心脏瓣膜、关节等免疫排斥小的异种组织已广泛应用于人体临床，猪胰岛细胞和皮肤异种移植也已进入人体临床试验阶段，而猪的肾脏、心脏和肝脏等实质性器官的异种移植则已完成临床前试验，具备开展人体临床试验的基础，因此猪异种器官移植越来越受到投资者的青睐。除了美国 XenoTherapeutics 公司和深圳市臻质医疗科技有限公司等之外，越来越多的异种器官移植科技公司也相继成立，共同为解决器官短缺这一国际难题而努力。

2017 年，美国科学院院士、哈佛大学著名遗传学家乔治·丘奇（George Church）教授和他的学生杨璐菡博士共同成立 eGenesis 公司，以培育无内源性逆转录病毒基因编辑猪闻名，目前正在与麻省总医院合作开展猪异种器官移植的临床试验。在获得 3800 万美元的 A 轮融资之后，2019 年 11 月，该公司又募集到 1 亿美元的 B 轮融资。目前该公司在中国杭州设立了一家子公司——启函生物，后者也获得了 3300 万美元的 A 轮融资。最近，eGenesis 公司及其子公司启函生物培育出对 13 个基因进行修饰的基因编辑猪，希望能最大限度地降低人体对猪异种器官的免疫排斥反应。

四川省潘登科博士等创立的成都中科奥格生物科技有限公司也致力于利用基因工程猪打造"未来器官工厂"，开展异种器官移植研究和临床应用，2018 年获得风险投资 3000 万元人民币，已培育出国内最大的基因编辑猪群体，并在猪肾脏异种移植等领域取得突破。

目前猪的异种器官移植临床应用的最大障碍仍然是伦理争议和政策限制，比如将猪器官移植到人体，会不会引起难以预料的疾病、会不会存在长期的安全隐患等，这都需要科学家、政策制定者甚至是普通公众一起来共同讨论和破解。不过，随着研究的不断深入，关于异种器官移植的争议和限制将有望越来越小，基因编辑猪的器官和组织为人类造福的时间也将越来越近。

消除异种器官移植风险[*]

2017 年 9 月 22 日，《科学》正式刊登了美国哈佛大学遗传学家乔治·丘奇教授团队的基因敲除猪最新研究成果，在多位中国科学家的参与下，该团队利用 CRISPR/Cas9 技术对猪细胞内的内源逆转录病毒基因进行了基因编辑，使其失去感染能力，并培育出内源逆转录病毒失活的基因敲除猪。

一、潜在的危险

器官移植是挽救器官受损或衰竭患者的主要手段，也是现代医学的巨大成就之一，但是器官供体短缺一直是制约器官移植发展的最主要因素。

据美国器官获取和移植网络（OPTN）数据，截至 2017 年 9 月 21 日，美国等待器官移植的患者有 11.7 万人，2017 年 1~8 月共完成 2.3 万例器官移植手术，而器官捐献数量仅为 10 868 例。十多年来，美国每年完成器官移植手术和器官捐献的数量基本维持在同一水平，但等待器官移植的患者数量却从 15 年前的不足 8 万增加至目前的近 12 万。全球其他国家和地区也是类似情况，中国器官移植的供需矛盾更加突出。

由于猪的器官大小、生理结构等与人的非常相似，而且易于获得，因

---

* 本文首发于《南方周末》，收入本书时略有改动。

此猪被认为是异种器官移植的理想供体。一些科学家已将基因改造的猪器官移植到灵长类动物身上，包括心脏、肺脏和肾脏等器官。这些猪器官在灵长类动物体内的最长存活时间可达 900 天以上，猪器官移植的人体临床试验也已在计划之中。

不过，猪体内存在很多内源性逆转录病毒基因，这些病毒基因可能是远古逆转录病毒感染猪的祖先后，残留在猪祖先基因组内，变成猪基因组中可稳定遗传的一部分。虽然目前没有临床证据表明这些病毒基因能够复活甚至感染人类，但还是有人担心存在这种可能。

早在 20 年前，英国伦敦大学癌症研究学院的卡莱文·帕特恩等发现猪肾脏细胞的内源性逆转录病毒基因可在体外感染共培养的人类细胞。随后，德国慕尼黑大学的研究人员也发现猪的内源性逆转录病毒基因同样可感染狒狒的细胞，因此，猪内源性逆转录病毒被认为是猪异种器官移植临床试验的最大安全风险。

乔治·丘奇教授团队于 2015 年 10 月在《科学》首次报道了利用CRISPR/Cas9 技术，一次性敲除猪基因组中内源性逆转录病毒编码逆转录酶基因的全部 62 个拷贝，并证明失活的猪内源性逆转录病毒，对与猪细胞共培养的人类细胞的感染能力大幅下降，只相当于未基因编辑猪细胞的 1/1000 以下。

这项研究首次在细胞水平上解除了猪内源性逆转录病毒的潜在感染风险，扫除了异种器官移植的主要安全障碍，引起广泛关注，《自然》以"人-猪器官移植的新时代"为题加以报道，《自然-生物技术》则配发了《异种器官移植回来了》的新闻报道。

不到两年时间，乔治·丘奇教授团队再次在《科学》上发表了最新的研究成果，不仅再次证明猪内源性逆转录病毒能感染共培养的人类细胞，而且这种猪内源性逆转录病毒还能在人类细胞之间水平转移。也就是说，在共培养条件下，猪内源性逆转录病毒可以从已感染的人类细胞转移到未接触过猪细胞的人类细胞，虽然只是这些内源性逆转录病毒的基因在转移，也没有证据表明这些病毒基因能制造出病毒颗粒，并具有致病性，但是异种器官移植过程中可能存在猪内源性逆转录病毒感染人类细胞的潜在风险。因此对于异种器官移植来说，制备猪内源性逆转录病毒基因失活的基因编辑猪显得非常必要。

二、基因编辑猪

乔治·丘奇教授团队对猪肾上皮细胞的基因组进一步分析后发现，猪内源性逆转录病毒具有功能性的拷贝共有 25 个，即这 25 个拷贝中编码逆转录酶的基因较为完整，具有潜在感染能力。只要将这些逆转录酶基因所有拷贝敲除，即可使所有内源性逆转录病毒丧失移动能力而失活。

为了获得基因编辑猪，研究人员针对 25 个逆转录酶基因拷贝的核心区域，设计了特异性指导 RNA，让这些 RNA 与猪胎儿成纤维细胞待一段时间后，这些 RNA 很快会在猪的全基因组中寻找并结合到逆转录酶基因核心区域，随后，与之相连的核酸内切酶 Cas9 就会剪切这一区域，这样就获得了 25 个逆转录酶基因拷贝均被编辑的猪胎儿成纤维细胞。采用猪胎儿成纤维细胞而非之前采用的肾上皮细胞，主要是因为这种胎儿成纤维细胞是生产克隆猪的最常用细胞，从猪的皮肤组织即可分离获得，克隆效率也要比大多数其他细胞更高。

基因编辑猪细胞制备成功后，研究人员还对这些细胞进行了全基因组脱靶分析，没有发现 CRISPR/Cas9 基因编辑工具错误剪切猪基因组中其他位点。接下来，研究人员将这些基因编辑细胞进行核移植操作，即将这些基因编辑细胞核取出，与去核的卵母细胞融合成克隆胚胎，接着将克隆胚胎移植到代孕的母猪体内进行发育，共出生 37 头基因编辑克隆猪，其中 15 头健康存活。

这些克隆猪是世界上首批内源性逆转录病毒失活的基因编辑猪。目前，研究人员已从基因编辑克隆猪体内分离出细胞，正在进行长期观察，以验证这些基因编辑克隆猪体内失活的内源性逆转录病毒还有没有感染能力。

除了内源性逆转录病毒，猪的异种器官移植最为关键的技术难题在于，如何避免猪的器官移植到人体后所引发的各种免疫排斥反应。科学家在这个领域已经努力了十多年，通过将一些容易引发免疫排斥反应的猪基因敲除，同时加入一些人体基因，将猪的器官人源化，虽然取得了一定进展，但是还远没有达到临床要求，还需要更多科学家更长时间的努力，而中国科学家正成为这一研究领域的主力军。

三、新的生力军

值得关注的是，这篇在《科学》上发表的研究论文中，22 名作者中共有 16 名中国科学家。

杨璐菡博士是该项研究的共同通讯作者之一，也是 2015 年 10 月《科学》上刊登的猪细胞内源性逆转录病毒失活研究论文的第一作者。2015 年，这位本科毕业于北京大学的"80 后"女孩与她的博士研究生导师乔治·丘奇教授共同成立 eGenesis 生物公司，杨璐菡任公司首席技术官，专注于利用基因编辑技术开展猪的异种器官移植研究和开发，而成功敲除猪的内源性逆转录病毒并培育无安全风险的基因编辑猪，使得这家新进的公司一下子成为异种器官移植研究领域的领导者，同时也使异种器官移植重新得到科学家、投资者和公众的关注。

除了杨璐菡博士，还有来自浙江大学、云南农业大学、中国人民解放军陆军军医大学、深圳市金新农科技股份有限公司的 15 位中国科学家参与这项创新研究。杨璐菡博士在接受媒体采访时表示，将与中国研究机构加强合作，共同开发基因编辑猪，并推动异种器官移植临床试验。

与此同时，中国早已有多个研究机构进入猪异种器官移植研究领域。中南大学湘雅三医院王维教授团队多年来一直在开展猪胰岛细胞治疗 I 型糖尿病研究，截至 2017 年 9 月 8 日，该团队已利用猪胰岛细胞成功治疗 10 位 I 型糖尿病患者，相关技术体系和临床方案通过了专家评审，已正式开启大规模临床试验，计划每年治疗 1 万名以上的 I 型糖尿病患者。虽然临床试验所采用的猪胰岛细胞并非经过基因改造，但是与中南大学湘雅三医院密切合作的湖南赛诺生物科技有限责任公司已培育出人源化的基因改造猪，计划不久将用于治疗糖尿病的临床研究。

南京医科大学特聘专家戴一凡教授团队则培育出一种人源化基因编辑猪。2017年1月，戴教授与北京同仁医院眼科中心合作，将人源化基因编辑猪角膜移植到西藏猕猴眼睛中，基因编辑猪的角膜在猕猴眼睛中存活171天，但是没有进行基因改造的猪角膜则存活157天，差异并不显著，原因可能是角膜移植本身免疫排斥较小，人源化猪角膜抗排斥优势并不明显。

中国农业科学院北京畜牧兽医研究所的潘登科博士团队也培育了多种人源化改造的基因编辑猪。最近与深圳大学第二人民医院、中山大学等单位合作，对一种双抗原基因敲除猪进行了抗移植排斥反应的分析，初步发现32个基因与异种移植排斥反应相关。之后，潘登科博士又利用另一种人源化克隆猪与第四军医大学和解放军总医院等单位合作，进行了将猪肝脏移植到西藏猕猴体内的研究，发现异种移植后受体的细胞因子发生了重要变化，为后续异种器官移植研究奠定了基础，这些研究成果均发表在《异种器官移植》上。

随着内源性逆转录病毒失活基因编辑猪的诞生，异种器官移植的安全风险基本解除，下一步则需要重点攻克移植免疫排斥反应这一异种器官移植领域最大的障碍，中国科学家将与国际同行一道，为突破这一难关贡献自己的力量。

参 考 文 献

段涵敏，谭登，余希，等. 猪胰岛移植治疗 1 型糖尿病通过评审. 湖南日报，2017-09-09
（001）.

公益中国. 2016. 我国首部《中国地中海贫血蓝皮书》发布. http:// gongyi.china.com.cn/
2016-03/01/content_8603608.htm[2021-05-05].

胡娜，赵瑜，冯琴，等. 2020. 我国古代人粪入药考析. 中华中医药杂志，35（6）：
2758-2761.

张盖伦. 2017. 中国首例本土人体冷冻故事：液氮罐里的阴阳穿越. https://www.
chinanews.com/gn/2017/08-14/8303888.shtml[2021-05-05].

张栎婧，战丽彬. 2019. 基于古代文献对人粪类药物的选析. 中国中医基础医学杂志，
25（2）：223-225，264.

张田勘. 2016. "三亲婴儿"技术能否造出超人？http://epaper. bjnews.com.cn/html/2016-
09/30/content_654147.htm?div=-1[2021-06-10].

About doctor Thomas Borody. https://centrefordigestivediseases.com/about-us/professor-
thomas-borody/[2021-05-05].

Adiguzel C，Iqbal O，Demir M，et al. 2009. European community and US-FDA approval of
recombinant human antithrombin produced in genetically altered goats. Clinical and
Applied Thrombosis / Hemostasis，15（6）：645-651.

Allers K，Schneider T. 2015. CCR5Δ32 mutation and HIV infection: basis for curative HIV therapy. Current Opinion in Virology，14：24-29.

American Society of Hematology. 2016. Bioengineering innovations show promise for improving treatments and drug delivery. https://www. hematology.org/newsroom/press-releases/2016/bioengineering-innovations-show-promise-for-improving-treatments-and-drug-delivery[2021-10-10].

Amyotrophic lateral sclerosis：developing drugs for treatment guidance for industry. https://www.fda.gov/Drugs/GuidanceComplianceRegulatory-Information/Guidances/default.htm[2021-05-05].

Arav A. 2014. Cryopreservation of oocytes and embryos. Theriogenology，81（1）：96-102.

Balwani M，Breen C，Enns G M，et al. 2013. Clinical effect and safety profile of recombinant human lysosomal acid lipase in patients with cholesteryl ester storage disease. Hepatology，58（3）：950-957.

Barker R A，Farrell K，Guzman N V，et al. 2019. Designing stem- cell-based dopamine cell replacement trials for parkinson's disease. Nature Medicine，25（7），1045-1053.

Begley S. 2020. A secret experiment revealed：in a medical first，doctors treat parkinson's with a novel brain cell transplant. https://www.statnews.com/2020/05/12/medical-first-parkinsons-brain-cell-transplant-stem-cells/[2021-05-05].

Berry J D，Cudkowicz M E，Windebank A J，et al. 2019. NurOwn，phase 2，randomized，clinical trial in patients with ALS：safety，clinical，and biomarker results. Neurology，93（24）：e2294-e2305.

Bharucha-Goebel D，Kaufmann P. 2017. Treatment advances in spinal muscular atrophy. Curr Neurol and Neuroscience Reports，17（11）：91.

Bian S，Repic M，Guo Z，et al. 2018. Genetically engineered cerebral organoids model brain tumor formation. Nature Methods，15（8）：631-639.

Biffi A. 2018. Gene therapy as a curative option for β-thalassemia. The New England Journal of Medicine，378（16）：1551-1552.

Bluebird bio presents new data from ongoing phase 1/2 HGB-206 study of LentiGlobin™ gene therapy for sickle cell disease （SCD） at 61st ASH annual meeting and exposition. https://investor.bluebirdbio.com/news-releases/news-release-details/bluebird-bio-presents-new-data-ongoing-phase-12-hgb-206-study [2021-07-10].

Blusch J H，Patience C，Takeuchi Y，et al. 2000. Infection of nonhuman primate cells by pig endogenous retrovirus. Journal of Virology，74（16）：7687-7690.

Borody T J，George L，Andrews P，et al. 1989. Bowel-flora alteration：a potential cure for inflammatory bowel disease and irritable bowel syndrome?. The Medical Journal of Australia，150（10）：604.

Borody T J，Paramsothy S，Agrawal G. 2013. Fecal microbiota transplantation：indications，methods，evidence，and future directions. Current Gastroenterology Reports，15（8）：337.

Bottino R，Wijkstrom M，van der Windt D J，et al. 2014. Pig-to-monkey islet xenotransplantation using multi-transgenic pigs. American Journal of Transplantation，4（10）：2275-2287.

Bounds C E，Kwilas S A，Kuehne A I，et al. 2015. Human polyclonal antibodies produced through DNA vaccination of transchromosomal cattle provide mice with post-exposure protection against lethal Zaire and Sudan Ebola viruses. PLoS One，10（9）：e0137786.

Brunet J F，Denizot F，Luciani M F，et al. 1987. A new member of the immunoglobulin superfamily—CTLA-4. Nature，328（6127）：267-270.

Burton B K，Balwani M，Feillet F，et al. 2015. A phase 3 trial of sebelipase alfa in lysosomal acid lipase deficiency. The New England Journal of Medicine，373（11）：1010-1020.

Burton B K，Deegan P B，Enns G M，et al. 2015. Clinical features of lysosomal acid lipase deficiency. Journal of Pediatric Gastroenterology & Nutrition，61（6）：619-625.

Cavazzana-Calvo M，Payen E，Negre O，et al. 2010. Transfusion independence and HMGA2 activation after gene therapy of human β- thalassaemia. Nature，467（7317）：318-322.

Cohen J. 2018. Neanderthal brain organoids come to life. Science，360（6395）：1284.

Collection and characterisation of human olfactory ensheathing cells. https://clinicaltrials.gov/ct2/show/NCT02870426#:~:text=Collection%20and%20Characterisation%20of%20Human%20Olfactory%20Ensheathing%20Cells%3A,2021%3A%20Estimated%20Study%20Completion%20Date%20%3A%20July%202023 [2021-08-05].

Cooper D K，Ekser B，Ramsoondar J，et al. 2016. The role of genetically engineered pigs in xenotransplantation research. The Journal of Pathology，238（2）：288-299.

Corti D，Misasi J，Mulangu S，et al. 2016. Protective monotherapy against lethal Ebola virus infection by a potently neutralizing antibody. Science，351（6279）：1339-1342.

Davila M L，Brentjens R. 2013. Chimeric antigen receptor therapy for chronic lymphocytic leukemia：what are the challenges？. Hematology/Oncology Clinics of North America，27（2）：341-353.

de Groot P F，Frissen M N，de Clercq N C，et al. 2017. Fecal microbiota transplantation in metabolic syndrome: history, present and future. Gut Microbes，8（3）：253-267.

DeFilipp Z，Bloom P P，Soto M T，et al. Drug-resistant E. coli bacteremia transmitted by fecal microbiota transplant. The New England Journal of Medicine，381（21）：2043-2050.

del Rio C. 2017. The global HIV epidemic：what the pathologist needs to know. Seminars in Diagnostic Pathology，34（4）：314-317.

Denner J. 2017. Advances in organ transplant from pigs. Science，357（6357）：1238-1239.

Dong H，Zhu G，Tamada K，et al. 1995. B7-H1，a third member of the B7 family，co-stimulates T-cell proliferation and interleukin-10 secretion. Nature Medicine，5（12）：1365-1369.

Dong X，Hara H，Wang Y，et al. 2017. Initial study of α1,3-galactosyltransferase gene-knockout/CD46 pig full-thickness corneal xenografts in rhesus monkeys. Xenotransplantation，24（1）：e12282.

Duteau A，Goldsby R A，Osborne B A，et al. 2002. Cloned transchromosomic calves producing human immunoglobulin. Nature Biotechnology，20（9）：889-894.

Eiseman B，Silen W，Bascom GS，et al. 1958. Fecal enema as an adjunct in the treatment of pseudomembranous enterocolitis. Surgery，44（5）：854-859.

Ekser B，Cooper D K C，Tector A J. 2015. The need for xenotransplantation as a source of organs and cells for clinical transplantation. International Journal of Surgery，23：199-204.

Emily is alive today because of cancer research. https://emilywhitehead-foundation.org/our-journey/[2021-05-05].

Enserink M. 2011. Transgenic chickens could thwart bird flu, curb pandemic risk. Science, 331 (6014): 132-133.

Eshhar Z, Waks T, Gross G, et al. 1993. Specific activation and targeting of cytotoxic lymphocytes through chimeric single chains consisting of antibody- binding domains and the gamma or zeta subunits of the immunoglobulin and T-cell receptors. Proceedings of the National Academy of Sciences of the United States of America, 90 (2): 720-724.

Fan J, Watanabe T. 2003. Transgenic rabbits as therapeutic protein bioreactors and human disease models. Pharmacology & Therapeutics, 99 (3): 261-282.

FDA. 2021. Source animal, product, preclinical, and clinical issues concerning the use of xenotransplantation products in humans guidance for industry. http://www.fda.gov/BiologicsBloodVaccines/GuidanceComplianceRegulatoryInform-ation/Guidances/default.htm[2021-05-30].

Figueiredo M. 2018. IONIS-HTTRx shows promising results in phase 1/2 clinical trial. https://huntingtonsdiseasenews.com/2018/03/08/ionis-httrx-shows-promising-results-in-huntingtons-disease-clinical-trial/[2021-05-05].

Finkel R S, Mercuri E, Darras B T, et al. 2017. Nusinersen versus sham control in infantile-onset spinal muscular atrophy. The New England Journal of Medicine, 377 (18): 1723-1732.

Flyak A I, Shen X, Murin C D, et al. 2016. Cross-reactive and potent neutralizing antibody responses in human survivors of natural Ebola virus infection. Cell, 164 (3): 392-405.

Foust K D, Nurre E, Montgomery C L, et al. 2009. Intravascular AAV9 preferentially targets neonatal neurons and adult astrocytes. Nature Biotechnology, 27 (1): 59-65.

Galanello R, Origa R. 2010. Beta-thalassemia. https://doi.org/10.1186/1750-1172-5-11 [2021-05-05].

Giarratana M C, Rouard H, Dumont A, et al. 2011. Proof of principle for transfusion of in vitro-generated red blood cells. Blood, 118 (19): 5071-5079.

Gilbert P B. 2019. Ongoing vaccine and monoclonal antibody HIV prevention efficacy trials and considerations for sequel efficacy trial designs. Stat Commun Infect Dis，11（1）：20190003.

Grigoryan B，Paulsen S J，Corbett D C，et al. 2019. Multivascular networks and functional intravascular topologies within biocompatible hydrogels. Science，364（6439）：458-464.

Grupp S A，Kalos M，Barrett D，et al. 2013. Chimeric antigen receptor-modified T cells for acute lymphoid leukemia. The New England Journal of Medicine，368（16）：1509-1518.

Halperin S A，Arribas J R，Rupp R，et al. 2017. Six-month safety data of recombinant vesicular stomatitis virus-zaire Ebola virus envelope glycoprotein vaccine in a phase 3 double-blind, placebo-controlled randomized study in healthy adults. The Journal of Infectious Diseases，215（12）：1789-1798.

Hammer R E，Pursel V G，Rexroad C E，et al. 1985. Production of transgenic rabbits，sheep and pigs by microinjection. Nature，315（6021）：680-683.

Hammer S M，Sobieszczyk M E，Janes H，et al. 2013. Efficacy trial of a DNA/rAd5 HIV-1 preventive vaccine. The New England Journal of Medicine，369（22）：2083-2092.

Hamzelou J. 2016. World's first baby born with new "3 parent" technique. https://www.newscientist.com/article/2107219-exclusive-worlds-first-baby-born-with-new-3-parent-technique/[2021-10-11].

Hecht R，Bollinger L，Stover J，et al. 2009. Critical choices in financing the response to the global HIV/AIDS pandemic. Health Aff (Millwood)，28（6）：1591-1605.

Hendricks M. 2015. The false science of cryonics. https://www.technologyreview.com/2015/09/15/109906/the-false-science-of-cryonics/[2021- 05-05].

Hodi F S，O'Day S J，McDermott D F，et al. 2010.Improved survival with Ipilimumab in patients with metastatic melanoma. The New England Journal of Medicine，363（8）：711-723.

Holmes E C，Dudas G，Rambaut A，et al. 2016. The evolution of Ebola virus: insights from the 2013-2016 epidemic. Nature，538（7624）：193-200.

Holmes E C，Dudas G，Rambaut A，et al. 2016. The evolution of Ebola virus：insights from the 2013-2016 epidemic. Nature，538（7624）：193-200.

Hooper J W，Brocato R L，Kwilas S A，et al. 2014. DNA vaccine- derived human IgG produced in transchromosomal bovines protect in lethal models of hantavirus pulmonary syndrome. Science Translational Medicine，6（264）：264ra162.

Horta B L，de Mola C L，Victora C G. 2015. Breastfeeding and intelligence：a systematic review and meta-analysis. Acta Paediatrica，104（467）：14-19.

Hou B，Tang Y，Li W，et al. 2019. Efficiency of CAR-T therapy for treatment of solid tumor in clinical trials：a meta-analysis. Disease Markers，2019：3425291.

Hsu D C，O'Connell R J. 2017. Progress in HIV vaccine development. Human Vaccines & Immunotherapeutics，13（5）：1018-1030.

Ishida Y，Agata Y，Shibahara K，et al. 1992. Induced expression of PD-1，a novel member of the immunoglobulin gene superfamily，upon programmed cell death. The EMBO Journal，11（11）：3887-3895.

Jabed A，Wagner S，McCracken J，et al. 2012. Targeted microRNA expression in dairy cattle directs production of β-lactoglobulin-free，high- casein milk. Proceedings of the National Academy of Sciences of the United States of America，109（42）：16811-16816.

Kaiser J. 2017. Gene therapy's new hope：a neuron-targeting virus is saving infant lives. https://www.sciencemag.org/news/2017/11/gene-therapy-s-new-hope-neuron-targeting-virus-saving-infant-lives[2021-08-07].

Kang X，He W，Huang Y，et al. 2016. Introducing precise genetic modifications into human 3PN embryos by CRISPR/Cas-mediated genome editing. Journal of Assisted Reproduction and Genetics，33（5）：581-588.

Kanter J，Walters M C，Matthew M，et al. 2016. Interim results from a phase 1/2 clinical study of LentiGlobin gene therapy for severe sickle cell disease. Blood，128（22）：1176.

Kim D，Kim C H，Moon J I，et al. 2009. Generation of human induced pluripotent stem cells by direct delivery of reprogramming proteins. Cell Stem Cell，4（6）：472-476.

Kobayashi T，Terao T，Ikenoue T，et al. 2003. Treatment of severe preeclampsia with antithrombin concentrate：results of a prospective feasibility study. Seminars in Thrombosis & Hemostasis，29（6）：645-652.

Kochenderfer J N，Wilson W H，Janik J E，et al. 2010. Eradication of B-lineage cells and regression of lymphoma in a patient treated with autologous T cells genetically engineered to recognize CD19. Blood，116（20）：4099-4102.

Kuriyan A E，Albini T A，Townsend J H，et al. 2017. Vision loss after intravitreal injection of autologous "stem cells" for AMD. The New England Journal of Medicine，376（11）：1047-1053.

Kuroiwa Y，Kasinathan P，Sathiyaseelan T，et al. 2009. Antigen-specific human polyclonal antibodies from hyperimmunized cattle. Nature Biotechnology，27（2）：173-181.

Kuwaki K，Tseng Y L，Dor F J，et al. 2005. Heart transplantation in baboons using α1,3-galactosyltransferase gene-knockout pigs as donors：initial experience. Nature Medicine，11：29-31.

Lai L，Kolber-Simonds D，Park K W，et al. 2002. Production of alpha- 1,3-galactosyltransferase knockout pigs by nuclear transfer cloning. Science，295（5557）：1089-1092.

Lamers C H，Klaver Y，Gratama J W，et al. 2015. Treatment of metastatic renal cell carcinoma (mRCC) with CAIX CAR-engineered T-cells-a completed study overview. Biochem Society Transactions，44（3）：951-959.

Lancaster M A，Renner M，Martin C A，et al. 2013. Cerebral organoids model human brain development and microcephaly. Nature，501（7467）：373-379.

Le M. 2020. Human genes have been added to pigs to create skin for transplants. https://www.newscientist.com/article/2231579-human-genes-have-been-added-to-pigs-to-create-skin-for-transplants[2021-05-05].

Lee J E，Fusco M L，Hessell A J，et al. 2008. Structure of the Ebola virus glycoprotein bound to an antibody from a human survivor. Nature，454（7201）：177-182.

Liang P，Xu Y，Zhang X，et al. 2015. CRISPR/Cas9-mediated gene editing in human tripronuclear zygotes. Protein & Cell, 6 (5) : 363-372.

Liaw C Y, Guvendiren M. 2017. Current and emerging applications of 3D printing in medicine. Biofabrication, 9 (2) : 024102.

Lin N Y C, Homan K A, Robinson S S, et al. Renal reabsorption in 3D vascularized proximal tubule models. Proceedings of the National Academy of Sciences of the United States of America, 116 (12) : 5399-5404.

Lu D, Liu S, Ding F, et al. 2016. Large-scale production of functional human lysozyme from marker-free transgenic cloned cows. Scientific Reports, 6 (1) : 1537s-1543s.

Lu P, Wang Y, Graham L, et al.2012. Long-distance growth and connectivity of neural stem cells after severe spinal cord injury. Cell, 150 (6) : 1264-1273.

Luke T, Wu H, Zhao J, et al. 2016. Human polyclonal immunoglobulin G from transchromosomic bovines inhibits MERS-CoV *in vivo*. Science Translational Medicine, 8 (326) : 326ra21.

Lundy J B, Lewis C J, Cancio L C, et al. 2014. Experience with the use of Hemopure in the care of a massively burned adult. International Journal of Burns and Trauma, 4 (1) : 45-48.

Lyall J, Irvine R M, Sherman A, et al. 2011. Suppression of avian influenza transmission in genetically modified chickens. Science, 331 (6014) : 223-226.

Ma H, Marti-Gutierrez N, Park S W, et al. 2017. Correction of a pathogenic gene mutation in human embryos. Nature, 548 (7668) : 413-419.

Ma L, Dichwalkar T, Chang J Y H, et al. 2019. Enhanced CAR-T cell activity against solid tumors by vaccine boosting through the chimeric receptor. Science, 365 (6449) : 162-168.

Ma S, Li X, Wang X, et al. 2010. Current Progress in CAR-T Cell therapy for solid tumors. International Journal of Biological Sciences, 15 (12) : 2548-2560.

Mackenzie C F, Dubé G P, Pitman A, et al. 2019. Users guide to pitfalls and lessons learned About HBOC-201 during clinical trials, expanded access, and clinical use in 1,701 patients. Shock Injury, Inflammation and Sepsis, 52 (1S Suppl 1) : 92-99.

Madhavan M，Nevin Z S，Shick H E，et al. 2018. Induction of myelinating oligodendrocytes in human cortical spheroids. Nature Methods，15（9）：700-706.

Maki M，Kobayashi T，Terao T，et al. 2000. Antithrombin therapy for severe preeclampsia: results of a double-blind, randomized, placebo-controlled trial. Thrombosis and Haemostasis，（4）：583-590.

Mandai M，Watanabe A，Kurimoto Y，et al. 2017. Autologous induced stem-cell-derived retinal cells for macular degeneration. The New England Journal of Medicine，376（11）：1038-1046.

Manders P，Joshua A M，Kefford R，et al. 2016. Three-year overall survival for patients with advanced melanoma treated with pembrolizumab in KEYNOTE-001. Journal of Clinical Oncology，34（15suppl）：47-48.

Mansour A A，Gonçalves J T，Bloyd C W，et al. 2018. An in vivo model of functional and vascularized human brain organoids. Nature Biotechnology，36（5）：432-441.

Marano G，Vaglio S，Pupella S，et al. 2016. Convalescent plasma: new evidence for an old therapeutic tool? Blood Transfusion，14（2）：152-157.

Mass General. 2019. Mass general performs first application of genetically modified, live-cell，pig skin to a human wound. https://www.massgeneral.org/news/press-release/mass-general-performs-first-application-of-genetically-modified-live-cell-pig-skin-to-a-human-wound[2021-05-05].

Matsumoto S，Abalovich A，Wechsler C，et al. 2016. Clinical benefit of islet xenotransplantation for the treatment of type 1 diabetes. EBioMedicine，12：255-262.

Matsumoto S，Tomiya M，Sawamoto O. 2016. Current status and future of clinical islet xenotransplantation. Journal of Diabetes，8（4）：483-493.

Matsushita H，Sano A，Wu H，et al. 2014. Triple immunoglobulin gene knockout transchromosomic cattle: bovine lambda cluster deletion and its effect on fully human polyclonal antibody production. PLoS One，9（3）：e90383.

Maude S L，Laetsch T W，Buechner J，et al. 2018. Tisagenlecleucel in children and young adults with B-cell lymphoblastic leukemia. The New England Journal of Medicine，378（5）：439-448.

Medeiros J. 2015. Stephen Hawking on black holes and why he'd be a good bond villain. https://www.wired.com/2015/01/stephen-hawking-black-holes-hed-good-bond-villain/ [2021-05-05].

Mendell J R, Al-Zaidy S, Shell R, et al. 2017. Single-dose gene- replacement therapy for spinal muscular atrophy. The New England Journal of Medicine, 377 (18): 1713-1722.

Mendez I, Viñuela A, Astradsson A, et al. 2008. Dopamine neurons implanted into people with Parkinson's disease survive without pathology for 14 years. Nature Medicine, 14 (5): 507-509.

Mer M, Hodgson E, Wallis L, et al. 2016. Hemoglobin glutamer-250 (bovine) in South Africa: consensus usage guidelines from clinician experts who have treated patients. Transfusion, 56 (10): 2631-2636.

Meyer K, Ferraiuolo L, Schmelzer L, et al. 2015. Improving single injection CSF delivery of AAV9-mediated gene therapy for SMA: a dose- response study in mice and nonhuman primates. Molecular Therapy, 23 (3): 477-487.

Miller R G, Mitchell J D, Moore D H. 2012. Riluzole for amyotrophic lateral sclerosis (ALS)/motor neuron disease (MND). Cochrane Database of Systematic Reviews, (3): CD001447.

Miller R W. 2019. Israeli scientists 3D-print heart with human tissue in world first. https://www.usatoday.com/story/news/world/2019/04/15/3-d-heart-human-tissue-printed-world-first-israel-scientists/3472200002/[2021-09-15].

Mohiuddin M M, Singh A K, Corcoran P C, et al. 2016. Chimeric 2C10R4 anti-CD40 antibody therapy is critical for long-term survival of GTKO. hCD46.hTBM pig-to-primate cardiac xenograft. Nature Communications, 7: 11138.

Moon J, Lee H S, Kang J M, et al. 2013. Stem cell grafting improves both motor and cognitive impairments in a genetic model of parkinson's disease, the aphakia (ak) mouse. Cell Transplantation, 22 (7): 1263-1279.

Moradi S, Jahanian-Najafabadi A, Roudkenar M H. 2016. Artificial blood substitutes: first steps on the long route to clinical utility. Clin Med Insights Blood Disord, 9: 33-41.

Morozov V A，Wynyard S，Matsumoto S，et al. 2017. No PERV transmission during a clinical trial of pig islet cell transplantation. Virus Research，227：34-40.

Mulangu S，Dodd L E，Davey R T，et al. 2019. A randomized，controlled trial of Ebola virus disease therapeutics. The New England Journal of Medicine，381（24）：2293-2303.

Murphy A J，Macdonald L E，Stevens S，et al. 2014. Mice with megabase humanization of their immunoglobulin genes generate antibodies as efficiently as normal mice. Proceedings of the National Academy of Sciences of the United States of America，111（14）：5153-5158.

Murphy S V，Atala A. 2014. 3D bioprinting of tissues and organs. Nature Biotechnology，32（8）：773-785.

National Institute of Neardogical Pisorders and Stroke Amyotrophic lateral sclerosis (ALS) fact sheet. https://www.ninds.nih. gov/Disorders/Patient-Caregiver-Education/Fact-Sheets/Amyotrophic-Lateral-Sclerosis-ALS-Fact-Sheet[2021-05-05].

New Ebola case confirmed in the democratic republic of the Congo. https://www.who.int/news/item/10-04-2020-new-ebola-case-confirmed-in-the-democratic-republic-of-the-congo[2021-05-05].

Niu D，Wei H J，Lin L，et al. 2017. Inactivation of porcine endogenous retrovirus in pigs using CRISPR-Cas9. Science，357（6357）：1303-1307.

Okamoto S，Takahashi M. 2012. Induction of retinal pigment epithelial cells from monkey iPS cells. Investigative Ophthalmology & Visual Science，52（12）：8785-8790.

Pal N，Kertai M D，Lakshminarasimhachar A，et al. Pharmacology and clinical applications of human recombinant antithrombin. Expert Opinion on Biological Therapy，10（7）：1155-1168.

Phelps C J，Koike C，Vaught T D，et al. 2003. Production of alpha 1,3-galactosyltransferase-deficient pigs. Science，299（5605）：411-414.

Porto A F. 2014. Lysosomal acid lipase deficiency：diagnosis and treatment of wolman and cholesteryl ester storage diseases. Pediatric Endocrinology Reviews，PER12 Suppl 1：125-132.

PREVAIL II Writing Group；Multi-National PREVAIL II Study Team，Richard T Davey Jr，et al. A randomized，controlled trial of ZMapp for Ebola virus infection. The New England Journal of Medicine，375（15）：1448-1456.

Pringsheim T，Wiltshire K，Day L，et al. 2012. The incidence and prevalence of huntington's disease: a systematic review and meta-analysis. Movement Disorders，27（9）：1083-1091.

Raal F J，Rosenson R S，Reeskamp L F，et al. 2020. Evinacumab for homozygous familial hypercholesterolemia. The New England Journal of Medicine，383（8）：711-720.

Rafiq S，Yeku O O，Jackson H J，et al. 2018. Targeted delivery of a PD-1-blocking scFv by CAR-T cells enhances anti-tumor efficacy *in vivo*. Nature Biotechnology，36（9）：847-856.

Reardon S. 2016. "Three-parent baby" claim raises hopes—and ethical concerns. https://www.nature.com/news/three-parent-baby-claim-raises-hopes-and-ethical-concerns-1. 20698[2021-07-08].

Rerks-Ngarm S，Pitisuttithum P，Nitayaphan S，et al. 2009. Vaccination with ALVAC and AIDSVAX to prevent HIV-1 infection in Thailand. The New England Journal of Medicine，361（23）：2209-2220.

Reshef A，Kidon M，Leibovich I. 2016. The story of angioedema: from quincke to bradykinin. Clinical Reviews in Allergy & Immunology，51（2）：121-139.

Reshef A，Leibovich I，Goren A. 2008. Hereditary angioedema: new hopes for an orphan disease. Israel Medical Association，10（12）：850-855.

Riedl M. 2015. Recombinant human C1 esterase inhibitor in the management of hereditary angioedema. Clinical Drug Investigation，35（7）：407-417.

Rosenzweig E S，Brock J H，Lu P，et al. 2018. Restorative effects of human neural stem cell grafts on the primate spinal cord. Nature Medicine，24（4）：484-490.

Rossman S. 2018. How did Stephen Hawking live so long with ALS？. https://www.usatoday.com/story/news/nation-now/2018/03/14/how-did-stephen-hawking-live-so-long-als/423313002/[2021-05-05].

Rothstein J D. 2017. Edaravone: a new drug approved for ALS. Cell, 171（4）: 725.

RT. 2018. Organs grown in space: Russian scientists 3D-print mouse's thyroid on ISS in world first. https://www.rt.com/news/445723-russia-3d-printer-organ/ [2021-05-05].

Rusert P, Kouyos R D, Kadelka C, et al. 2016. Determinants of HIV-1 broadly neutralizing antibody induction. Nature Medicine, 22（11）: 1260-1267.

Schadendorf D, Hodi FS, Robert C, et al. 2015. Pooled analysis of long-term survival data from phase II and phase III trials of Ipilimumab in unresectable or metastatic melanoma. Journal of Clinical Oncology, 33（17）: 1889-1894.

Schwartz S D, Regillo C D, Lam B L, et al. 2015. Human embryonic stem cell-derived retinal pigment epithelium in patients with age-related macular degeneration and stargardt's macular dystrophy: follow-up of two open-label phase 1/2 studies. The Lancet, 385（9967）: 509-516.

Schweitzer J, Song B, Herrington T M, et al. 2020. Personalized iPSC- derived dopamine progenitor cells for parkinson's disease. The New England Journal of Medicine, 382（20）: 1926-1932.

Shih T, Peneva D, Xu X, et al. 2016. The rising burden of preeclampsia in the United States impacts both maternal and child health. American Journal of Perinatology, 33（4）: 329-338.

Singh N, June C H. 2019. Boosting engineered T cells. Science, 365（6449）: 119-120.

Sok D, Le K, Vadnais M, et al. 2017. Rapid elicitation of broadly neutralizing antibodies to HIV by immunization in cows. Nature, 548（7665）: 108-111.

Tabakow P, Raisman G, Fortuna W, et al. 2014. Functional regeneration of supraspinal connections in a patient with transected spinal cord following transplantation of bulbar olfactory ensheathing cells with peripheral nerve bridging. Cell Transplantation, 23（12）: 1631-1655.

Takeoka Y, Matsumoto K, Taniguchi D, et al. 2019. Regeneration of esophagus using a scaffold-free biomimetic structure created with bio-three-dimensional printing. PLoS One, 14（3）: e0211339.

Tebas P, Stein D, Tang W W, et al. Gene editing of CCR5 in autologous CD4 T cells of persons infected with HIV. The New England Journal of Medicine, 370 (10): 901-910.

The Huntington's Disease Collaborative Research Group. 1933. A novel gene containing a trinucleotide repeat that is expanded and unstable on huntington's disease chromosomes. Cell, 72 (6): 971-983.

The Nobel Prize. 2018. James P, Allison. https://www.nobelprize.org/prizes/medicine/2018/allison/facts/[2021-05-05].

Thompson A A, Walters M C, Kwiatkowski J, et al. 2018. Gene therapy in patients with transfusion-dependent β-thalassemia. The New England Journal of Medicine, 378 (16): 1479-1493.

Thompson D. 2016. Another step closer to artificial blood. https://www.cbsnews.com/news/another-step-closer-to-artificial-blood/[2021-05-05].

Tivol E A, Borriello F, Schweitzer A N, et al. 1995. Loss of CTLA-4 leads to massive lymphoproliferation and fatal multiorgan tissue destruction, revealing a critical negative regulatory role of CTLA-4. Immunity, 3 (5): 541-547.

Tsujimoto M, Imura S, Kanda H. 2016. Recovery and reproduction of an Antarctic tardigrade retrieved from a moss sample frozen for over 30 years. Cryobiology, 72 (1): 78-81.

USA TODAY. Ice bucket challenge: 5 things you should know. https://www.usatoday.com/story/news/2017/07/03/ice-bucket-challenge-5-things-you-should-know/448006001/[2021-05-05].

van Berkel P H, Welling M M, Geerts M, et al. 2002. Large scale production of recombinant human lactoferrin in the milk of transgenic cows. Nature Biotechnology, 20 (5): 484-487.

van der Ploeg A T. 2017. The dilemma of two innovative therapies for spinal muscular atrophy. The New England Journal of Medicine, 377 (18): 1786-1787.

van der Windt D J, Bottino R, Casu A, et al. 2009. Long-term controlled normoglycemia in diabetic non-human primates after transplantation with hCD46 transgenic porcine islets. American Journal of Transplantation, 9 (12): 2716-2726.

van Griensven J, Edwards T, de Lamballerie X, et al. 2016. Evaluation of convalescent

plasma for ebola virus disease in guinea. The New England Journal of Medicine，374
（1）：33-42.

van Hemelrijck J，Levien L J，Veeckman L，et al. 2014. A safety and efficacy evaluation of
hemoglobin-based oxygen carrier HBOC-201 in a randomized，multicenter red blood
cell controlled trial in noncardiac surgery patients. Anesthesia and Analgesia，119（4）：
766-776.

van Nood E，Vrieze A，Nieuwdorp M，et al. 2013. Duodenal infusion of donor feces for
recurrent clostridium difficile. The New England Journal of Medicine，368（5）：408.

Victora C G，Bahl R，Barros A J，et al. 2016. Breastfeeding in the 21st century：
epidemiology，mechanisms，and lifelong effect. The Lancet，387（10017）：475-490.

Victora C G，Horta B L，de Mola C L，et al. 2015. Association between breastfeeding and
intelligence，educational attainment，and income at 30 years of age：a prospective birth
cohort study from Brazil. The Lancet Global Health，3（4）：e199-e205.

Waterhouse P，Penninger J M，Timms E，et al. 1995. Lymphoproliferative disorders with early
lethality in mice deficient in CTLA-4. Science，270（5238）：985-988.

Wec A Z，Herbert A S，Murin C D，et al. 2017. Antibodies from a human survivor define
sites of vulnerability for broad protection against Ebola viruses. Cell，169（5）：
878-890.

Weidlich D，Kefalas P，Guest J F. 2016. Healthcare costs and outcomes of managing
β-thalassemia major over 50 years in the United Kingdom. Transfusion，56（5）：
1038-1045.

Weinreich D M，Sivapalasingam S，Norton T，et al. 2021. REGN- COV2，a neutralizing
antibody cocktail，in outpatients with COVID-19. The New England Journal of
Medicine，384（3）：238-251.

Wexler N S. 2012. Huntington's disease：advocacy driving science. Annual Review of
Medicine，63（1）：1-22.

World's first "3-Parent" baby born：is it ethical? https://www.livescience.com/56299-
three-person-baby-created.html[2021-05-05].

Wu J，Platero-Luengo A, Sakurai M，et al. 2017. Interspecies chimerism with mammalian pluripotent stem cells. Cell，168（3）：473-486.

Yamada K，Yazawa K，Shimizu A，et al. 2005. Marked prolongation of porcine renal xenograft survival in baboons through the use of α1,3- galactosyltransferase gene-knockout donors and the cotransplantation of vascularized thymic tissue. Nature Medicine，11（1）：32-34.

Yamaguchi T，Sato H，Kato-Itoh M，et al. 2017. Interspecies organogenesis generates autologous functional islets. Nature，542（7640）：191-196.

Yamamoto T，Iwase H，King T W，et al. 2018. Skin xenotransplantation: historical review and clinical potential. Burns，44（7）：1738-1749.

Yang B，Wang J，Tang B，et al. 2011. Characterization of bioactive recombinant human lysozyme expressed in milk of cloned transgenic cattle. PLoS One，6（3）：e17593.

Yang L，Güell M，Niu D，et al. 2015. Genome-wide inactivation of porcine endogenous retroviruses (PERVs). Science，350（6264）：1101-1104.

Yeager A. 2018. Stem cell implants improve monkeys' grip after spinal cord injury. https://www.the-scientist.com/daily-news/stem-cell-implants-improve-monkeys-grip-after-spinal-cord-injury-30072[2021-10-07].

Yu S，Luo J，Song Z，et al. 2011. Highly efficient modification of beta- lactoglobulin (BLG) gene via zinc-finger nucleases in cattle. Cell Research，21（11）：1638-1640.

Zhang F，Luo W，Shi Y，et al. 2012. Should we standardize the 1,700-year-old fecal microbiota transplantation?. The American Journal of Gastroenterology，107（11）：1755.

Zhang J，Liu H，Luo S，et al. 2016. First live birth using human oocytes reconstituted by spindle nuclear transfer for mitochondrial DNA mutation causing Leigh syndrome. Fertility and Sterility，106（3）：e375-e376.

Zhang Z，Li X，Zhang H, et al. 2017. Cytokine profiles in Tibetan macaques following α-1,3-galactosyltransferase-knockout pig liver xenotransp-lantation. Xenotransplantation，24（5）：e12321.

Zhao X，Howell K A，He S，et al. 2017. Immunization-elicited broadly protective antibody reveals Ebola virus fusion loop as a site of vulnerability. Cell，169（5）：891-904.

Zhou C，Wang J W，Huang K L，et al. 2011. A 90-day safety study in sprague-dawley rats fed milk powder containing recombinant human lactoferrin (rhLF) derived from transgenic cloned cattle. Drug and Chemical Toxicology，34（4）：359-368.

Zhou Q. 2017. Regenerative medicine：interspecies pancreas transplants. Nature，542（7640）：168-169.

Zou L J，Zhang Y L，He Y，et al. 2020. Selective germline genome edited pigs and their long immune tolerance in non human primates. bioRxiv 2020. 01.20.912105；doi：https://doi.org/10.1101/2020.01.20.912105.

Zuraw B L. 2010. HAE therapies：past present and future. Allergy，Asthma & Clinical Immunology，6（1）：23.